BEI GRIN MACHT SICH IHR
WISSEN BEZAHLT

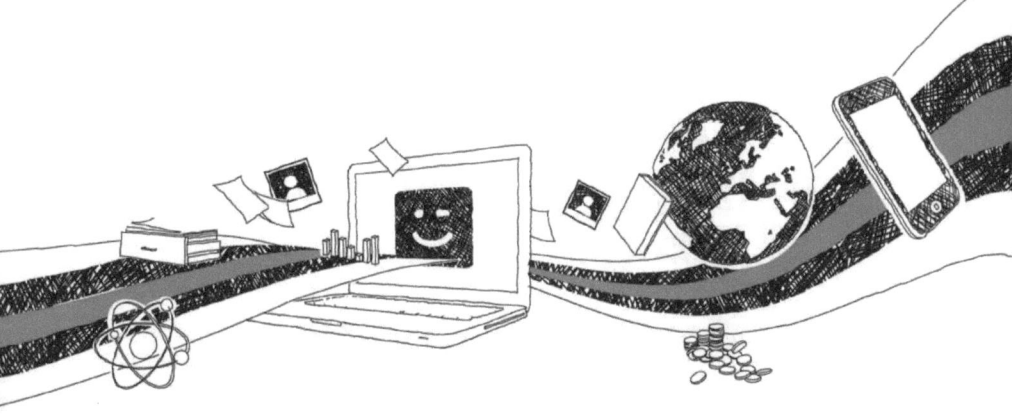

- Wir veröffentlichen Ihre Hausarbeit,
  Bachelor- und Masterarbeit

- Ihr eigenes eBook und Buch -
  weltweit in allen wichtigen Shops

- Verdienen Sie an jedem Verkauf

Jetzt bei www.GRIN.com hochladen
und kostenlos publizieren

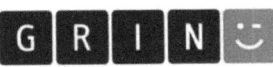

Ätiologie und Pathogenese von Diabetes mellitus Typ 1 und dessen Einfluss auf den Schulalltag von Kindern. Eine Untersuchung aus Schüler- und Lehrerperspektive

Ariane Malm

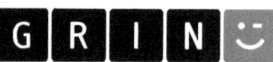

Bibliografische Information der Deutschen Nationalbibliothek:

Die Deutsche Nationalbibliothek verzeichnet diese Publikation in der Deutschen Nationalbibliografie; detaillierte bibliografische Daten sind im Internet über http://dnb.d-nb.de abrufbar.

ISBN: 9783346395054
Dieses Buch ist auch als E-Book erhältlich.

© GRIN Publishing GmbH
Nymphenburger Straße 86
80636 München

Druck und Bindung: Books on Demand GmbH, Norderstedt Germany
Gedruckt auf säurefreiem Papier aus verantwortungsvollen Quellen

Das Buch bei GRIN: https://www.grin.com/document/1007116

Universität Koblenz-Landau

Campus Koblenz

Fachbereich 3

Fachgebiet Ernährungs- und Verbraucherbildung

Bachelorarbeit

Ätiologie und Pathogenese von Diabetes mellitus Typ 1 und dessen Einfluss auf den Schulalltag von Kindern - Eine Untersuchung aus Schüler- und Lehrerperspektive

angefertigt von: Ariane Malm

Hundsangen, 22. November 2020

Kurzfassung

Die vorliegende Arbeit thematisiert die Ätiologie und Pathogenese von Diabetes mellitus Typ 1 im Kindesalter. Darüber hinaus wird auf Epidemiologie, Klinik, Therapiemög-
lichkeiten und die psychosozialen Belastungen der Betroffenen eingegangen. Mittels
vier Interviews, in denen sowohl an Diabetes erkrankte Schüler, als auch Lehrer, die
betroffene Kinder unterrichteten, befragt wurden, soll die Forschungsfrage geklärt werden, wie die Erkrankung den schulischen Alltag beeinflusst, was letztlich auch Auswir-
kung auf die Lebensqualität der Schüler hat.

Dafür wird die Erkrankung zunächst in wissenschaftlicher Hinsicht theoriebasiert ausführlich erläutert. Die folgenden Kapitel schlagen die Brücke zum pädagogischen Teil
der Arbeit. Hier stehen die Auswirkungen der Krankheit auf den Schulalltag im Vordergrund, wobei auch ein Blick auf die Rechtsgrundlagen nicht fehlen darf. Die Interviews
und deren Auswertung bilden den praxisorientierten Part der Arbeit. Anhand der Aussagen der Probanden war es möglich, Sachverhalte zu vergleichen und dadurch Kriterien herauszuarbeiten, die für die Beantwortung der Forschungsfrage wichtig sind.
Diese Ergebnisse finden sich in der Diskussion sowie in der Zusammenfassung.

In Deutschland sind etwa 31.000 Kinder und junge Erwachsene bis 20 Jahre von Diabetes mellitus Typ 1 betroffen. Insgesamt leiden rund 340.000 Menschen in Deutschland daran. Die Autoimmunerkrankung tritt meist im Kindesalter auf, sodass die Patienten bereits in jungen Jahren vor die Aufgabe gestellt werden, bei der Behandlung
mithelfen zu müssen. Auch die Bezugspersonen stellt dies vor enorme Herausforderungen, die mit zunehmendem Alter des Kindes und der damit einhergehenden größeren Selbstständigkeit geringer werden. Da in dieser Arbeit der Fokus auf erkrankten
Kindern in der Grundschule liegt, wurden Probleme in der Adoleszenz, die im Zusammenhang mit Diabetes stehen, weitgehend ausgeklammert.

Abstract

The present study deals with the etiology and pathogenesis of diabetes mellitus type 1 in childhood. In addition, the epidemiology, clinic, therapeutic options and the psychosocial burden of the affected persons are discussed. By means of four interviews, in which pupils suffering from diabetes as well as teachers who taught affected children were questioned, the research question is to be clarified how the disease influences everyday school life, which ultimately also has an effect on the pupils' quality of life.

To this end, the disease is first explained in detail from a scientific point of view, based on theory. The following chapters build a bridge to the educational part of the work. Here is the focus on the effects of the disease on everyday school life, whereby a look at the legal bases is also essential. The interviews and their evaluation form the practice-oriented part of the work. On the basis of the statements of the test persons it was possible to compare facts and thus to work out criteria which are important for answering the research question. These results can be found in the discussion and in the summary.

In Germany, around 31,000 children and young adults up to the age of 20 are affected by diabetes mellitus type 1. A total of around 340,000 people in Germany suffer from it. The autoimmune disease usually occurs in childhood, so that patients are confronted with the task of helping with treatment at an early age. This also poses enormous challenges for the caregivers, which decrease as the child grows older and becomes more independent. Since this work focuses on sick children in primary school, problems in adolescence which are related to diabetes have been largely excluded.

Inhaltsverzeichnis

Abbildungsverzeichnis

Tabellenverzeichnis

1 Einleitung

„Ich meine, ich bin trotzdem ein normales Kind. Ich bin trotzdem ein normales Mädchen. Genauso wie die anderen. Ich hab halt diese kleine Einschränkung, aber das gehört zu meinem Leben und das bin ich. Und wenn manche damit nicht klarkommen, dann ist das nicht mein Problem, sondern ihres!" [Probandin 1, Z. 275ff.]

Dieses Zitat ist dem Interview mit einer von Diabetes mellitus Typ 1[1] betroffenen Schülerin entnommen. Es drückt komprimiert ihre Sichtweise aus, nachdem sie seit fünf Jahren mit der Krankheit lebt. DMT1 ist eine Autoimmunkrankheit und die häufigste Stoffwechselerkrankung im Kindesalter [vgl. Bartus, Holder 2015, 11]. Gleichzeitig steigt die Zahl der Betroffenen stetig an, was - aus der Lehrerperspektive betrachtet - die Wahrscheinlichkeit erhöht, ein Kind mit dieser Beeinträchtigung unterrichten zu müssen.

Deshalb gilt das Forschungsinteresse dieser Arbeit der Frage, wie die Erkrankung das Leben und insbesondere den Schulalltag von Kindern und Heranwachsenden beeinflusst. Um dies zu eruieren, wurden jeweils zwei Interviews mit Schülern und Lehrern[2] geführt, um beide Perspektiven im schulischen Kontext zu beleuchten. Der Interviewleitfaden wurde dabei so konzipiert, dass Fragen zu verschiedenen Bereichen[3], welche von der Krankheit tangiert werden, gestellt wurden. Mit diesem Teil der Arbeit soll der Praxisbezug hergestellt werden, während die ersten Kapitel dazu dienen, den aktuellen wissenschaftlichen Kenntnisstand theoriebasiert zu erläutern, wobei aufgrund der Limitierung des Umfangs dieser Arbeit kein Anspruch auf Vollständigkeit erhoben werden kann. Da der Typ-2-Diabetes und andere Diabetesformen im Kindesalter deutlich seltener auftreten als DMT1, finden deren Merkmale lediglich eine kurze Erwähnung.

Das Kapitel „Diabetes mellitus Typ 1 im schulischen Umfeld" dient als Bindeglied zwischen dem Theorie- und Praxisteil. Hier werden typische Situationen aufgezeigt, die den Schulalltag beeinflussen. Dazu zählen bestimmte psychosoziale Belastungen, aber auch rechtliche Besonderheiten wie Nachteilsausgleich und Handeln im Notfall.

---

[1] im Folgenden DMT1 abgekürzt
[2] In dieser Arbeit wird zur Erleichterung des Leseflusses i.d.R. das generische Maskulinum verwendet. Es wird an dieser Stelle darauf hingewiesen, dass die Verwendung der männlichen Form geschlechtsunabhängig verstanden werden soll.
[3] z.B. psychosoziale Faktoren, Besonderheiten im Schulalltag (Sportunterricht, Klassenfahrten, etc.)

Die Interviews finden sich in transkribierter Form im Anhang wieder. In der Arbeit selbst wurden sie zusammengefasst und die Kernaussagen im Hinblick auf die Fragestellung herausgearbeitet. In der Diskussion schließt sich die Interpretation der Ergebnisse und die Kritik der eigenen Vorgehensweise an.

Das Ziel der Arbeit ist es somit herauszufinden, in welchem Maße sich die Krankheit des DMT1 auf die betroffenen Personen im schulischen Kontext - also Schüler und Lehrer - auswirkt.

2 Diabetes mellitus Typ 1 - Ein Überblick

Der menschliche Stoffwechsel ist ein komplexes System, bei dem eine Vielzahl chemischer und physikalischer Prozesse unter anderem dafür sorgen, dass Energie aus der Nahrung aufgenommen und verwertet werden kann. Bei diesem Vorgang sind zahlreiche Enzyme und Hormone beteiligt. Die Bauchspeicheldrüse (Pankreas) hat beim Verdauungsvorgang die Aufgabe, den für das Aufschließen der Nahrung benötigten Pankreassaft herzustellen [vgl. Schlich 2017].

Zusätzlich verfügt die Bauchspeicheldrüse über mehrere Millionen Zellgruppen, die in α- und β- Zellen unterschieden werden. Diese Zellhäufungen wurden nach deren Entdecker, Paul Langerhans, benannt (Langerhans'sche Inseln) [vgl. Hürter et al. 2016, 31f.]. Bei gesunden Menschen produzieren die α-Zellen Glukagon und die β- Zellen dessen Gegenspieler Insulin. Die beiden Hormone sind an der Steuerung des Blutzuckerspiegels maßgeblich beteiligt. Glukagon hebt diesen an, während Insulin ihn senkt [ebd.]. Insulin ist ein Protein, welches aus vielen Aminosäuren zusammengesetzt ist [vgl. ebd., 41].

Da es als einziges Hormon im menschlichen Körper den Blutzuckerspiegel senken kann, kommt diesem eine herausragende Bedeutung im Bezug auf die Funktionsfähigkeit unseres Stoffwechsels zu. „Die Hauptwirkung des Insulins besteht unter anderem in seiner Schlüsselfunktion beim Transport von Zucker (Glukose) aus dem Blut und aus der Gewebsflüssigkeit in das Zellinnere" [Bartus, Holder 2015, 14].

Glukose zählt als Kohlenhydrat zu den Makronährstoffen und wird als Energielieferant erster Ordnung bezeichnet, weil diese vor Lipiden und Proteinen metabolisiert werden. Kohlenhydrate sind der wichtigste Energieträger, welche aber nur unter Mithilfe des

Insulins in die Körperzellen eingeschleust werden können [vgl. Bartus, Holder 2015, 14].

Die folgende vereinfachte Darstellung veranschaulicht diesen Prozess:

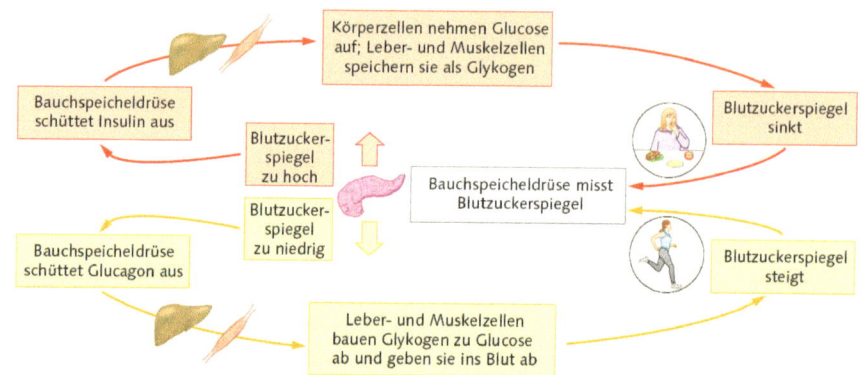

Abbildung 1: Modell zur Blutzuckeregulation [Fokus Biologie BW 7/8 (2016), Cornelsen Schulverlage, S. 134]

Bei DMT1 bekämpft das eigene Immunsystem die β- Zellen in der Bauchspeicheldrüse, sodass diese nach und nach zerstört werden. Das bewirkt, dass immer weniger Insulin vom Körper gebildet werden kann. Die Blutzuckerkonzentration im Blut steigt stetig weiter an, wodurch eine Hyperglykämie entsteht, weil die Glukose durch das fehlende Insulin nicht mehr an seinen Bestimmungsort transportiert werden kann. Ab einer Blutzuckerkonzentration von ca. 160 bis 180 mg/dl[4] reagiert der Organismus mit einer erhöhten Urinproduktion (Polyurie), um den überschüssigen Zucker über die Nieren auszuschwemmen. Um den enormen Flüssigkeitsverlust auszugleichen, verspüren die Patienten großen Durst und trinken dementsprechend viel (Polydipsie). Es entsteht ein absoluter Insulinmangel, wodurch es zu einem vermehrten Fettabbau kommt, da der Körper nun seine Reserven angreift. Dabei entstehen Ketonkörper, die über die Nieren - ebenso wie der Zucker - nur teilweise ausgeschieden werden können, weshalb sie sich mit der Zeit im Blut anhäufen. Dieser Vorgang führt zu einer Übersäuerung des Blutes, was zu einer ketoazidotischen Stoffwechsellage führt, wenn keine Gegenmaßnahmen eingeleitet werden. Unterbleiben diese Interventionen (Insulingabe, Ausgleich des Wasser- und Elektrolytehaushalts), droht das diabetische Koma, welches unbehandelt zum Tod führt [vgl. Hien et al. 2013, 32f.; Bartus, Holder 2015,

---

[4] Dieser Bereich wird auch als „Nierenschwelle" [Bartus, Holder 2015, 21] bezeichnet.

21f.; Danne et al. 2016, 167f.]. Glücklicherweise tritt dieses früher häufige „Erstmani-festationskoma" [Pfohl in: Schatz, Pfeiffer 2014, 63] heutzutage selten auf, da „die typischen Diabetesleitsymptome Polyurie und Polydipsie sowohl in der Ärzteschaft als auch in der Allgemeinbevölkerung inzwischen wesentlich aufmerksamer wahrgenommen werden" [ebd.].

An DMT1 erkrankte Menschen sind somit auf eine lebenslange Substitution des Hormons angewiesen. Würde man es schlucken, würde es von der Magensäure zersetzt. Folglich ist die Verabreichung als subkutane Injektion obligatorisch.

2.1 Epidemiologie

Diabetes mellitus ist eine der am weltweit häufigsten vorkommenden Krankheiten, die in jeder Altersstufe und bei allen ethnischen Gruppen auftreten kann [vgl. Danne et al. 2016, 11]. Etwa 90% entfallen auf den Diabetes Typ-2, dementsprechend nur 10% auf

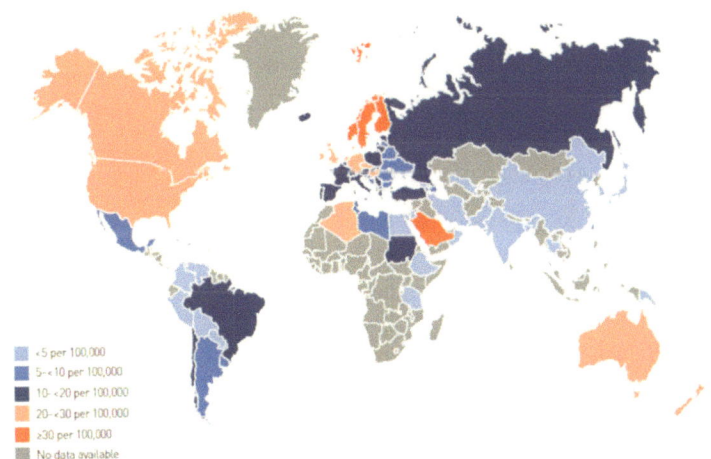

den Typ-1. Kinder und Jugendliche sind fast ausschließlich von DMT1 betroffen[5] [vgl.

Abbildung 2: Age-sex standardised incidence rates (per 100,000 population per annum) of type 1 diabetes in children and adolescents aged 0-14 years [IDF 2019, 47]

ebd.].

---

[5] Neuere Untersuchungen zeigen allerdings eine besorgniserregende Tendenz bezüglich der zunehmenden Fälle von Kindern und Jugendlichen mit Typ-2-Diabetes.

Die International Diabetes Federation (IDF) weist für Deutschland in ihrer letzten Ausgabe des Diabetes Atlasses [2019, 49] 17.200 an Typ-1-Diabetes erkrankte Kinder und Jugendliche bis 14 Jahre aus. Erweitert man die Altersgruppe auf 0-20 Jahre, ergibt sich eine Zahl von ca. 31.000 Betroffenen. Die Inzidenz liegt bei rund 2.600 pro Jahr. Dies bedeutet, dass derzeit eines von 670 Kindern an DMT1 erkrankt [vgl. Bartus und Holder 2015, 11f.].

Weltweit leiden über 1,1 Millionen Kinder und Heranwachsende bis 20 Jahren daran, die Zahl der Neuerkrankung wird mit knapp 130.000 angegeben. Europa und das Gebiet Nordamerika/Karibik weisen die höchsten Fallzahlen auf, wobei diese stark von Region zu Region differieren. In Europa tritt die Krankheit beispielweise am häufigsten in Skandinavien (vor allem in Finnland) auf. Allerdings weist Sardinien ähnlich hohe Fallzahlen wie Schweden auf, was die ursprüngliche These vom Nord-Süd-Gefälle bezüglich Prävalenz- und Inzidenzraten widerlegte [vgl. Schulze in: Schatz, Pfeiffer 2014, 2; Danne et al. 2015, 9f.].

Neu und Kollegen [2019, 154] stellen fest, dass sich „[g]egenüber den frühen 1990er-Jahren [..] die Neuerkrankungsrate für 0- bis 14-Jährige zwischenzeitlich verdoppelt [hat]", wobei der „Inzidenzanstieg insbesondere die jüngeren Altersgruppen [betrifft]". Danne et al. [2016, 12] konkretisieren: „Die Inzidenz nimmt mit dem Alter zu und erreicht einen kleinen Häufigkeitsgipfel um das 4. Lebensjahr, einen sehr viel ausgeprägteren zwischen dem 10. und 12. Lebensjahr."

Vergleicht man die Daten der IDF aus den Jahren 2017 und 2019, so wird deutlich, dass sowohl die Anzahl der Erkrankten als auch die prognostizierte Zahl der Neuerkrankungen gestiegen ist. Für die Zukunft wird weltweit mit einer jährlichen Zunahme von 3% gerechnet, wobei auch hier die teilweise immensen territorialen Unterschiede beachtet werden müssen [vgl. IDF 2019, 46]. Danne et al. [2015, 9] weisen in diesem Zusammenhang darauf hin, dass „die Inzidenzhäufigkeit [.] nicht nur zwischen verschiedenen Ländern [variiert] […], sondern auch innerhalb einzelner Länder (z.B. Italien: Lombardei vs. Sardinien)". Aufgrund dieser Tatsache schlussfolgern sie, dass „[d]ie Inzidenzunterschiede zwischen verschiedenen ethnischen Gruppen [.] auf die Bedeutung der genetischen Disposition bei der Entstehung des Typ-1-Diabetes hin[weist]" [ebd.].

Die IDF [2019, 14] stellt hingegen fest:

„The incidence of type 1 diabetes is increasing worldwide, but there is considerable variation by country with some regions of the world having much higher incidence than others. **The reasons for this are unclear but the rapid increase over time must be due to non-genetic,** probably environmental and perhaps lifestyle related changes, such as rapid weight gain and/or inappropriate feeding in infancy." *(Hervorh. A.M.)*

Sie sehen somit Umwelteinflüsse und Änderungen in der Lebensführung als wahrscheinlichere Gründe für den Anstieg der Erkrankungszahlen.

2.2 Ätiologie und Pathogenese

2.2.1 Diabetes mellitus Typ 1

„Der Typ-1-Diabetes ist nach heutiger Auffassung eine schubweise verlaufende Autoimmunkrankheit, durch die es zu einer immunvermittelten Zerstörung der Insulin-produzierenden β- Zellen des Pankreas kommt" [Danne et al. 2016, 52]. Das bedeutet, dass das Immunsystem Antikörper und T-Lymphozyten gegen die eigenen β-Zellen bildet, was nach und nach zu deren Destruktion führt. Dies mündet zunächst in eine Insulitis. Diese Phase wird auch als Prädiabetes bezeichnet [ebd.]. „Die Insulitis kann während einer längeren Zeit klinisch unauffällig bestehen [...], bevor sie sich schließlich, manchmal auch nie, zum manifesten Diabetes[6] fortentwickelt" [ebd., 53].

Die genauen Ursachen für diese Vorgänge sind bis heute unklar. Die IDF konstatiert im „Diabetes Atlas 2019" [13]:

„The causes of this destructive process are not fully understood but a likely explanation is that the combination of genetic susceptibility (conferred by a large number of genes) and an environmental trigger, such as a viral infection, initiate the autoimmune reaction. Toxins or some dietary factors have also been implicated."

Diese Erkenntnisse werden im Weiteren ausgeführt: Eine genetische Disposition ist Voraussetzung für die Entstehung der Krankheit [vgl. Hürter et al. 2016, 33]. So liegt das Erkrankungsrisiko für die Gesamtbevölkerung bei etwa 0,5%. Das Risiko steigt um das 10- bis 20fache an, wenn ein erstgradiger Verwandter einen DMT1 aufweist, wobei es darauf ankommt, „wer in der Familie erkrankt ist" [Danne et al. 2016, 47]. So haben monozygote Zwillinge das höchste Erkrankungsrisiko. Bei Geschwistern ist es höher als bei Eltern [vgl. Göke, et al. 2002, 5]. Es ist außerdem bemerkenswert, dass sich

---

[6] Göke et al. [2002, 5] definieren diesen Zustand wie folgt: „Der DM Typ 1 wird dann manifest, wenn mindestens 80% aller β-Zellen zerstört sind."

bei Kindern von erkrankten Vätern doppelt so häufig (5-6%) ein DMT1 entwickelt als bei betroffenen Müttern [vgl. Danne et al. 2016, 47].

Die IDF erwähnt als Auslöser der Krankheit weiterhin äußere Einflüsse[7], zu denen Virusinfektionen gehören. Aufgrund der jahreszeitlichen Häufung im Herbst und Winter geht man von einem kausalen Zusammenhang zwischen der Diabetesmanifestation und Virusinfektionen aus. Dazu zählen bis heute 13 verschiedene Viren, die mit der Entstehung von DMT1 assoziiert werden, z.B. Coxsackie-, Influenza, Mumps-, Röteln- und Zytomegalieviren [vgl. Danne et al. 2016, 55].

Zu den genannten „Giften und Ernährungsfaktoren", welche als Auslöser diskutiert werden, zählen beispielsweise der frühe Kontakt mit Nahrungsantigenen, „mit denen das noch unreife Immunsystem des Kindes bereits in den ersten Lebensmonaten konfrontiert wird" [Danne et al. 2016, 58]. „Nahrungsmittel mit einem hohen Gehalt an Nitrat-, Nitrit- und Nitrosaminverbindungen sowie Wasser mit einem hohen Nitratanteil" [Danne et al. 2016, 58] werden damit in Verbindung gebracht. Weiß [2008, 304] schreibt dazu:

> „Nitrat, Nitrit und Nitrosamine unterscheiden sich in der Wirkungsweise im menschlichen Organismus und ihrer Bedeutung als Schadstoffe. Sie sind aber eng miteinander verzahnt, denn Nitrat kann die Vorstufe von Nitrit sein und dieses wiederum in Nitrosamine umgewandelt werden. Während Nitrat und Nitrit [...] in üblichen Verzehrsmengen [sic!] für den erwachsenen Menschen unschädlich sind, gelten Nitrosamine als starke Kanzerogene."

Um zu verhindern, dass insbesondere Säuglinge mit gesundheitsgefährdenden Stoffen im Wasser in Berührung kommen, gibt es in Deutschland die Trinkwasserverordnung. Diese regelt nicht nur, „dass das Trinkwasser keine Krankheitserreger und Stoffe in gesundheitsschädigenden Konzentrationen enthalten darf, sondern auch, dass es "rein und genusstauglich" ist" [Bundesministerium für Gesundheit 2020]. Die Trinkwasserqualität in Deutschland wird in den veröffentlichten Berichten des Umweltbundesamts und des Gesundheitsministeriums als „gut bis sehr gut" beschrieben[8] [ebd. 2018]. Diese Standards werden aber nicht überall auf der Welt eingehalten, was ein Grund dafür ist, dass die Weltgesundheitsorganisation (WHO) empfiehlt, Säuglinge in den ersten sechs Lebensmonaten voll zu stillen und erst danach sukzessive eine Beikost einzuführen, wobei das „ergänzende Stillen" bis zum 2. Lebensjahr beibehalten

---

[7] Danne et al. [2015, 5] sprechen von „exogenen Triggern".

[8] Weiterhin führt der Bericht aus, dass „[b]ei den meisten mikrobiologischen und chemischen Qualitätsparametern [.] über 99,9 % der untersuchten Proben die gesetzlichen Anforderungen ein[hielten], d. h. die Grenzwerte wurden nicht überschritten."

werden sollte [WHO 2001, 2020]. Danne et al. weisen ebenfalls auf weitere Vorteile des Stillens gegenüber industriell erzeugter Säuglingsnahrung hin:

> „[D]ie Stilldauer [ist] von entscheidender Bedeutung, da gestillte Kinder nicht nur das Immunsystem günstig beeinflussende Substanzen aufnehmen, sondern sie erhalten erst zu einem späteren Zeitpunkt Beikost, die potenziell nachteilig wirkende Bestandteile haben kann" [2016, 58].

Die Nationale Stillkommission, welche die Empfehlung zur Stilldauer in Deutschland abgibt, weicht von jener der WHO teilweise ab. Sie postuliert ebenfalls das ausschließliche Stillen für das erste Lebenshalbjahr, äußert sich zur gesamten Stilldauer jedoch wie folgt:

> „Die Nationale Stillkommission gibt keine ausdrückliche Empfehlung, wann endgültig abgestillt werden sollte, weil sich **für Deutschland hierzu keine wissenschaftlich begründete Basis finden lässt.** Der endgültige Zeitpunkt zum Abstillen sollte nach Auffassung der Kommission eine individuelle Entscheidung sein, die gemeinsam von Mutter und Kind getroffen wird" [MRI 2020, Hervorh. A.M.].

Die Gründe für diesen Unterschied sind vielschichtig: Zum einen gilt die Empfehlung der WHO für die ganze Welt, in der die Lebensverhältnisse und Ressourcenverteilung sehr heterogen sind; daher muss die Empfehlung möglichst „breit" formuliert werden. Es kann aus ökonomischen Gründen Sinn machen, ein Kind länger zu stillen. Zum anderen gibt es Länder, in denen keine Alternativen zur Säuglingsernährung zur Verfügung stehen. Für Deutschland, in der viele Frauen nach der Geburt eines Kindes wieder arbeiten, ist die Umsetzung der WHO-Empfehlung schwer umsetzbar. Des Weiteren können Eltern hierzulande auf ein großes und vergleichsweise sicheres Nahrungsmittelangebot für ihre Kinder zugreifen. Letztlich ist auch Muttermilch durch exogene Faktoren mit Toxinen belastet, was die Entscheidung der deutschen Kommission im Hinblick auf die Empfehlung zur Stilldauer beeinflusst: Es muss abgewogen werden, wann der „toxische Effekt den immunologisch positiven Effekt des Stillens" überwiegt [Schlich 2020]. In dieser Hinsicht besteht offensichtlich ein Forschungsdesiderat.

Schlussendlich gibt es aber bis heute keine wissenschaftlich gesicherten Erkenntnisse darüber, welche Umweltfaktoren einen DMT1 auslösen bzw. dessen Manifestation fördern. Somit können „Patienten und Angehörigen keine Empfehlungen zum Lebensstil gegeben werden" [Danne et al 2016, 61].

Neben dieser immunologisch vermittelten Form von DMT1, die am häufigsten auftritt, unterscheidet die Deutsche Diabetes Gesellschaft (DDG) [2015, 3] noch zwei weitere Gruppen: Den idiopathischen DMT1, welcher auch als DMT1b bezeichnet wird [vgl. Hien et al. 2013, 26] sowie den LADA (Latent Autoimmune Diabetes of Adulthood). Dieser „Typ-1-Diabetes des Erwachsenen" [Pfohl in: Schatz , Pfeiffer 2014, 62] hat ebenfalls immunogene Ursachen, wird aber häufig aufgrund des fortgeschrittenen Alters der Patienten als DMT2 fehlinterpretiert.

Neben dem DMT1 existieren weitere Diabetesformen, die im Folgenden kurz angesprochen werden sollen.

2.2.2.Diabetes mellitus Typ 2

Beim DMT2 liegt ein hohes Maß an Vererblichkeit vor. Eine genetische Prädisposition ist also eine Ursache für die Entstehung der Krankheit. Gleichzeitig erhöhen Umweltfaktoren (insbesondere Fehlernährung und Bewegungsmangel) das Risiko an DMT2 zu erkranken [vgl. Hien et al. 2013, 28]. Kasper und Burghardt bezeichnen deshalb die daraus resultierende Adipositas als „Schrittmacher des Diabetes" [2014, 307], da sie zu „einer reduzierten peripheren Glucoseaufnahme, aber auch zu einer reduzierten Sensitivität der β-Zelle auf Glucose" führt [ebd.].

Selbst wenn keine Adipositas vorliegt, entwickelt sich beim DMT2 eine Insulinresistenz, welche schließlich mit einer Insulinsekretionsstörung einhergeht. Anfänglich reagiert der Körper auf die Insulinresistenz mit einer Erhöhung der Insulinmenge (regulatorische Hyperinsulinämie). Wenn der Zeitpunkt erreicht in, an dem der Organismus zu dieser Kompensation nicht mehr in der Lage ist, steigt der Blutzuckerspiegel kontinuierlich an, bis sich der Diabetes manifestiert [vgl. Hien et al. 2013, 28].

Im Gegensatz zum DMT1 ist es beim DMT2 nicht immer notwendig, Insulin von außen zuzuführen. Aufgrund der Tatsache, dass diese Patienten noch über insulinproduzierende β-Zellen verfügen, ist in der Regel eine Kombinationstherapie aus oralen Antidiabetika zur Erhöhung der Insulinsensitivität und einer Änderung der eigenen Gewohnheiten angezeigt: Eine Umstellung des Lebensstils, die mit erhöhter körperlicher Aktivität, Gewichtsreduktion und vollwertiger Ernährung einhergeht, verbessert die Stoffwechselführung und kann sogar dazu führen, dass eine medikamentöse Behandlung überflüssig wird. Diese Maßnahmen stellen hohe Anforderungen an die Motivation des Patienten, da sie dauerhaft durchgeführt werden müssen. Wenn sie nicht zum Erfolg führen und/oder die Behandlung in Tablettenform nicht mehr ausreicht, um eine stabile Stoffwechseleinstellung zu gewährleisten, muss Insulin subkutan verabreicht werden [vgl. Hien et al. 2013, 196, 208; Schinner, Roden in: Schatz, Pfeiffer 2014, 173ff.]. In

Kapitel 2.3 werden die wichtigsten Unterscheidungsmerkmale zwischen DMT1 und DMT2 komprimiert in Tabellenform dargestellt.

2.2.3 Weitere Diabetesformen

Darüber hinaus existieren noch weitere Ausprägungen des Diabetes, beispielsweise Gestationsdiabetes, welcher in der Schwangerschaft auftritt. Außerdem kann die Zuckerkrankheit bei Erkrankungen des Pankreas, der Leber sowie bei Endokrinopathien (wie z.B. Hyperthyreose) entstehen. Es gibt auch Medikamenteninduzierte Diabeteserkrankungen. Weiterhin tritt die Krankheit gehäuft bei Patienten mit genetischen Defekten der β-Zellfunktion auf; diese Diabetesform wird als MODY (Maturity Onset Diabetes of the Young) bezeichnet. Schließlich existieren genetische Syndrome, die mit Diabetes assoziiert sind, wozu das Down-Syndrom als bekanntester Vertreter zählt [vgl. Derwahl in: Schatz, Pfeiffer 2014, 204ff.; Danne et al. 2016, 8f.].

2.3. Symptome und Diagnose

Zu den Leitsymptomen gehören Polydipsie und Polyurie. Teilweise leiden die Patienten auch unter Nykturie, was zur mehrmaligen Unterbrechung des Nachtschlafes führt. Manche Kinder, die bereits trocken waren, beginnen wieder einzunässen, da sie es nachts nicht rechtzeitig auf die Toilette schaffen. Weitere Anzeichen für einen DMT1 sind körperliche und mentale Leistungsminderung mit Abgeschlagenheit, Gewichtsverlust, Sehverschlechterungen, Hautveränderungen (z.B. Juckreiz), Infektanfälligkeit, Neuropathien, Appetitlosigkeit, aber auch Polyphagie, psychische Probleme, Übelkeit und Bauchschmerzen [Hien et al. 2013, 2; Pfohl in: Schatz, Pfeiffer 2014, 63; Danne et al. 2016, 167ff.]. Viele dieser Symptome sind unspezifisch, sodass eine Weile vergehen kann, bis der Verdacht auf einen DMT1 fällt.

Die Diagnostik erfolgt gemäß den Praxisempfehlungen für pädiatrische Diabetologie der DDG [vgl. Haak et al. 2019, 154]. Sie basiert auf der klinischen Symptomatik und der Blutzuckermessung. Bartus und Holder [2015, 229] konstatieren: „Wird bei diesen Symptomen dann noch ein Blutzucker von mehr als 200mg % gemessen, ist die Diagnose Diabetes eigentlich gesichert." In Zweifelsfällen können weitere Parameter für die Diagnosestellung herangezogen werden. Dazu zählen:

1. Mit Diabetes assoziierte Autoantikörper
2. Ein oraler Glukosetoleranztest
3. Eine HbA1c-Bestimmung.

Zusammenfassend können folgende Unterschiede für DMT1 und DMT2 genannt werden:

Tabelle 1: Differentialdiagnostische Kriterien [DDG 2015, 4f., modifiziert durch A.M.]

	Typ-1-Diabetes	Typ-2-Diabetes
Manifestationsalter	meist Kinder, Jugendliche und junge Erwachsene	meist mittleres und höheres Erwachsenenalter
Auftreten/Beginn	akut bis subakut	meist schleichend
Symptome	häufig Polyurie, Polydipsie, Gewichtsverlust, Müdigkeit	häufig keine Beschwerden
Körpergewicht	meist normgewichtig	meist übergewichtig
Ketoseneigung	ausgeprägt	fehlend oder gering
Insulinsekretion	vermindert bis fehlend	subnormal bis hoch, qualitativ immer gestört
Insulinresistenz	keine (oder nur gering)	oft ausgeprägt
Familiäre Häufung	gering	typisch
Erbgang	multifaktoriell (polygen)	multifaktoriell (sehr wahrscheinlich polygen, genetische Heterogenie möglich)
Diabetesassoziierte Antikörper	ca. 90-95% bei Manifestation (GAD, ICA, IA-2, IAA)	fehlen
Stoffwechsel	labil	stabil
Ansprechen auf beta-zytotrope Antidiabetika	meist fehlend	zunächst meist gut
Insulintherapie	erforderlich	meist erst nach jahrelangem Verlauf der Erkrankung mit Nachlassen der Insulinsekretion

2.4. Behandlung

2.4.1 Diabetesschulung

Nachdem die gesicherte Diagnose eines DMT1 erfolgt ist, schließt sich an die statio-
näre Behandlung die Initialschulung im Krankenhaus an, die als wichtigen Schritt bei
der Bewältigung der Krankheit bezeichnet werden kann. Diese Erstschulung ist deshalb von immenser Bedeutung, weil mit ihr der Grundstein für eine erfolgreiche Langzeitbehandlung gelegt wird. Menschen mit DMT1 leiden an einer chronischen Erkrankung, die es lebenslang erfordert, „körperliche Besonderheiten und erforderliche The-
rapien in ihren Alltag zu integrieren" [Lange, Ernst 2020, 101]. Es stellt eine tägliche
Herausforderung dar, Insulinzuführung, Nahrungsaufnahme und Bewegung so aufei-
nander abzustimmen, dass es weder zur Überzuckerung noch zur Unterzuckerung
kommt. Das oberste Therapieziel besteht deshalb darin, den Patienten und seine Eltern zu einer eigenverantwortlichen Stoffwechselführung zu ermächtigen. Um dies zu
erreichen, arbeitet ein Team aus Ärzten verschiedener Fachrichtungen, Pflegern, Er-
nährungsberatern und Psychologen interdisziplinär zusammen. Sie vermitteln Kenntnisse und Fähigkeiten bezüglich der Behandlung (Insulingabe, Dosisanpassung bzw.
-korrektur, Blutzuckermessung) sowie der Prävention, Erkennung und Therapie von
akuten Komplikationen sowie Folgeerkrankungen. Weiterhin erfolgt die Aufklärung
über gesunde Ernährung und das Zusammenspiel zwischen Nahrungsaufnahme und
Insulinbedarf. Die Patienten erhalten außerdem Informationen über das angemessene
Verhalten in besonderen Situationen (Reisen, Krankheit, usw.). Auch sozialrechtliche
Aspekte (Beruf, Führerschein, Schwerbehindertenausweis) werden angesprochen
[vgl. Weitgasser, Pfohl in: Schatz, Pfeiffer 2014, 21f.].

In aller Regel werden die Patienten und ihre Angehörigen von der Diagnose vollkom-
men überrascht. Die Gewissheit, an einer dauerhaften Erkrankung zu leiden, bringt
viele Sorgen und Ängste mit sich. Somit ist es enorm wichtig, den Patienten neben der
reinen medizinischen Wissensvermittlung über ihren Diabetes auch psychologische
Hilfestellung zur Krankheitsbewältigung zur Verfügung zu stellen. Die Leitlinien der IDF
und der DDG sehen dazu u.a. ein regelmäßiges Monitoring mittels Fragebögen vor,
mit denen beispielsweise die Therapiezufriedenheit und das Wohlbefinden der Patienten abgefragt werden. Hierfür steht exemplarisch der WHO-5-Fragebogen zur Verfügung [vgl. Kulzer in: Schatz, Pfeifer 2014, 25f.]. Der Patient beantwortet fünf positiv

formulierte Fragen und ordnet sie auf einer Skala von 1 bis 5 zu (s. Anhang, S.76). Ergibt die Auswertung Hinweise auf Depressionen, sollte vom Diabetologen interveniert werden. In Kapitel 3.1 werden die psychosozialen Belastungen genauer beleuchtet.

Im Hinblick darauf, dass viele DMT1 Patienten sehr jung sind (im Gegensatz zu jenen mit DMT2) ist es von großer Bedeutung, die Informationen altersadäquat zu vermitteln. Außerdem ist es wichtig, dass sie und ihre Eltern lernen, die Erkrankung und die damit einhergehenden Herausforderungen zu akzeptieren. Lange und Ernst [2020, 101] fassen zusammen: „Dabei sollten neben der somatischen Therapie auch die krankheitsbedingten psychosozialen Belastungen und der kognitive und soziale Entwicklungsstand der betroffenen Kinder und Jugendlichen […] berücksichtigt werden".

2.4.2 Spritzentherapie

Die Behandlung von DMT1 hat sich in den vergangenen Jahrzehnten grundlegend gewandelt. Durch den Einsatz neuer Technologien und verbesserter Medikamente, aber auch durch die schnellere Diagnose der Krankheit ist es möglich geworden, „eine dem physiologischen Sekretionsmuster nahe kommende Insulinsubstitution" [Schatz in: Schatz, Pfeiffer 2014, VII] zu erreichen.

Während es vor 15 bis 20 Jahren noch üblich war, lediglich zweimal am Tag Insulin zu spritzen (morgens und abends)[9], ist heute die Intensivierte konventionelle Insulintherapie (ICT) Standard bei der Behandlung von Typ-1-Diabetikern. Das bedeutet, dass mindestens vier Injektionen täglich verabreicht werden, was den Vorteil hat, dass diese Vorgehensweise ein deutlich höheres Maß an Flexibilität ermöglicht [vgl. Bartus, Holder 2015, 47].

---

[9] Die konventionelle Insulintherapie (CT) ist immer noch „die am häufigsten eingesetzte Insulintherapie", allerdings hauptsächlich bei „älteren insulinbedürftigen Typ-2-Diabetiker[n], wenn z.B. eine normnahe Blutzuckereinstellung nicht mehr das primäre Therapieziel ist" [Hien et al. 2013, 156]. Sie ist gekennzeichnet durch ein starres Schema, nachdem zweimal täglich eine Mischung aus Normal- und Verzögerungsinsulin gespritzt wird. Dieses erfordert häufige Mahlzeiten, um Hypoglykämien zu vermeiden, was oftmals zu unerwünschter Gewichtszunahme führt. Außerdem sind Essensunregelmäßigkeiten, sportliche Betätigung oder Veränderung des Tag-Nacht-Rhythmus kaum möglich, sodass der Patient in seiner Lebensführung wenig flexibel ist. Die Blutzuckereinstellung ist i.d.R. schlechter als bei Patienten, welche mit der ICT behandelt werden. Diese Nachteile werden in Kauf genommen, wenn für den Patienten die Vorteile der CT (einfache Handhabung, wenige Blutzuckerkontrollen) überwiegen bzw. eine Kontraindikation vorliegt [vgl. ebd., 157ff.].

Bevor die Therapieform genauer erläutert wird, ist ein kurzer Exkurs zu den verschiedenen Insulinarten nötig. Mitte der 1970er Jahre gelang es, Humaninsulin gentechnisch herzustellen [vgl. Schumm-Drager in: Schatz et al. 2014, 82f.]. Davor wurde das Insulin aus den Bauchspeicheldrüsen von Schlachttieren, insbesondere Schweinen, extrahiert. Die Forschung erzielte große Fortschritte bei der Entwicklung verschiedener Insulinanaloga, die zwar ihrer Wirkung, nicht aber nach ihrem chemischen Aufbau dem menschlichen Insulin entsprechen. Der Aufbau des Insulinmoleküls kann so verändert werden, dass die Wirkung entweder stark verkürzt oder künstlich verlängert wird. Diese Präparate werden als „Turbo-Insuline" bzw. „Langzeit- oder Basalinsuline" bezeichnet [Bartus, Holder 2015, 32]. Darüber hinaus existieren das Normalinsulin, welches ein „schnell wirkendes Humaninsulin ohne Verzögerungseffekt" ist [ebd., 34], sowie NPH-Insuline[10]. Letztere sind Verzögerungsinsuline, die dazu eingesetzt werden, „den Basalinsulinbedarf des Körpers zu decken" [ebd., 35].

Die Intensivierte konventionelle Insulintherapie wird synonym als Basis-Bolus-Therapie bezeichnet. Jeder Mensch hat einen mahlzeitenunabhängigen Insulinbedarf, die sogenannte Basalrate. Zusätzlich benötigt der Körper bei Nahrungsaufnahme Insulin. In der Diabetesbehandlung spricht man deshalb von der Abgabe eines Bolus', wenn Insulin (prä-)prandial verabreicht wird.

Die Leitlinien der DDG [vgl. Haak et al. 2019, 156] sehen vor, dass Kinder standardmäßig mit der intensivierten Insulintherapie behandelt werden. Dazu gehört, dass sie einen individuellen Therapieplan erhalten, der auf ihre Ausgangssituation und die angestrebten Ziele bezüglich der Blutzuckerwerte abgestimmt ist. Um diese zu erreichen, werden also Humaninsulin oder schnell wirksame Insulinanaloga zur Blutzuckerkorrektur bzw. zu den Mahlzeiten verwendet. Zur basalen Substitution stehen NPH-Insulin sowie lang wirksame Insulinanaloga bereit. Da die verschiedenen Insuline bei pädiatrischen Patienten unterschiedliche Wirkungen hinsichtlich Beginn und Dauer zeigen, ist eine flexible Verwendung angezeigt.

Die intensivierte Insulintherapie (ICT) ist deshalb die Behandlung der Wahl, da sie „das physiologische Insulinsekretionsmuster bei Stoffwechselgesunden" [Danne et al.

---

[10] NPH steht für Neutrales Protamininsulin Hagedorn. Neutral bezeichnet hierbei den Säuregrad der Suspension. Protamin ist die Verzögerungssubstanz, Hagedorn ist der Name des dänischen Forschers, der das NPH-Insulin 1936 eingeführt hat [vgl. Danne et al. 2016, 112].

2015, 179] nachahmt. Noch näher daran kommt die Behandlung mittels Insulinpumpen, welche im nächsten Kapitel thematisiert wird.

Die ICT ist im Vergleich zur konventionellen Insulintherapie deutlich aufwendiger, da sie mit häufigen Blutzuckerkontrollen und mehrmaligem Spritzen pro Tag einhergeht. Ein weiterer Nachteil ist das wiederholte Auftreten leichter Hypoglykämien, die auch bei grundsätzlich guter Einstellung vorkommen können. Auf der Habenseite stehen dafür eine bestmögliche Blutzuckereinstellung durch die Selbstbehandlung des geschulten Patienten, weniger Folgeerkrankungen sowie die Ermöglichung eines flexibleren Tagesablaufs. Letzteres beinhaltet beispielsweise, dass Mahlzeiten, sportliche Aktivitäten und der Tag-Nacht-Rhythmus variiert werden können [vgl. Hien et al. 2013, 161].

Insbesondere für aktive Menschen, zu denen Kinder und Jugendliche in aller Regel zählen, sind diese Aspekte wichtig. Die Therapie erlaubt ihnen mehr Freiheit bei der Gestaltung des Tagesablaufs. Mahlzeiten müssen nicht streng vorgeplant werden, die Teilnahme an Schul- und Vereinssport wird ermöglicht. Danne und Sadeghian [in: Reinehr et al. 2012, 253] betonen, dass die Patienten und deren Eltern in der Lage sein müssen, „vor jeder Mahlzeit den Kohlenhydratgehalt und die Blutglucosewirksamkeit der Nahrungsmittel abzuschätzen, um die Insulindosis sachgerecht an die geplante Nahrungszufuhr anzupassen".

2.4.3 Insulinpumpentherapie

Wie bereits im vorangegangenen Kapitel erwähnt, hat sich die Therapie von pädiatrischen DMT1-Patienten seit dem neuen Jahrtausend gewandelt - von der konventionellen (CT) zur intensivierten Insulintherapie (ICT). Durch die Entwicklung von Insulinpumpen konnte die ICT nochmals weiterentwickelt werden. Die multiplen Injektionen werden durch die Pumpe ersetzt. Man nennt sie auch CSII (Continuous Subcutaneous Insulin Infusions). Bei der Pumpentherapie wird i.d.R. nur ein schnell wirksames Insulinanalogon verwendet. Die Basalrate wird nach den Bedürfnissen des Trägers einprogrammiert und automatisch kontinuierlich abgegeben. Dadurch ist es möglich, den im Tagesverlauf schwankenden Insulinbedarf nachzuahmen. Vor den Mahlzeiten wird vom Patienten die Kohlenhydratmenge (bzw. die KH-Einheiten) berechnet und der entsprechende Bolus anschließend per Knopfdruck abgegeben [Bartus, Holder 2015, 50; Hürter et al. 2016, 53].

Bartus und Holder [2015, 50] stellen fest, dass „[d]ie Pumpentherapie [.] mit Recht als die Therapieform bezeichnet werden [kann], die der normalen Insulin-Ausschüttung am nächsten kommt." Aus diesem Grund werden immer mehr DMT1-Patienten mit einer Insulinpumpe behandelt (ca. 40%, in der Gruppe der Kinder bis 5 Jahre sogar fast 90%) [ebd.]. Die DDG [Neu et al. 2019, 156] empfiehlt bei folgenden Indikationen eine Insulinpumpentherapie:

- kleine Kinder, besonders Neugeborene, Säuglinge und Vorschulkinder,
- Kinder und Jugendliche mit ausgeprägtem Blutzuckeranstieg in den frühen Morgenstunden (Dawn-Phänomen),
- schwere Hypoglykämien, rezidivierende und nächtliche Hypoglykämien (trotz intensivierter konventioneller Therapie = ICT),
- HbA1c-Wert außerhalb des Zielbereichs (trotz ICT),
- große Fluktuationen des Blutzuckers trotz ICT unabhängig vom HbA1c-Wert,
- beginnende mikro- oder makrovaskuläre Folgeerkrankungen,
- Einschränkung der Lebensqualität durch bisherige Insulinbehandlung,
- Kinder mit großer Angst vor Nadeln,
- schwangere Jugendliche (bei geplanter Schwangerschaft, idealerweise präkonzeptionell) sowie
- Leistungssportler.

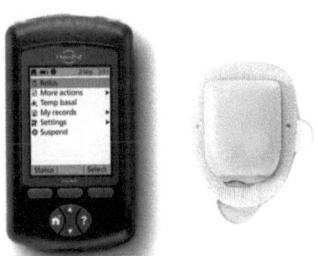

Abbildung 3: Patchpumpe OmniPod® (rechts) mit Steuerungseinheit (Personal Diabetes Manager) [Abbott Inc. 2020]

Auf dem deutschen Markt gibt es einige Modelle mit Katheter sowie eine schlauchlose Pumpe, die im Folgenden genauer beschrieben werden soll, da sie auch von den Probanden, die für diese Arbeit interviewt wurden, getragen wird. Die gemeinnützige Organisation „Beyond Type 1" [2020] vergleicht auf ihrer Homepage diverse Pumpensysteme. Den OmniPod® der Firma Insulet, der auch als „Patchpumpe" bezeichnet wird, stellt sie folgendermaßen vor: „Eine kleine "Kapsel" wird mittels Klebstoff auf der Haut befestigt. Diese Kapsel enthält eine kleine, automatische Kanüle und bis zu 200 Einheiten Insulin, die der Anwender unmittelbar vor dem Aufbringen der Kapsel injiziert."

Der mobile „persönliche Diabetes Manager" (PDM) kontrolliert die Injektionen, zeigt die Werte und Daten an, ermöglicht die Einstellung von Warnhinweisen und hat einen eingebauten Glukosemesser (FreeStyle® von Abbott[11]). Der OmniPod® ist wasserdicht und kann deshalb beim Schwimmen oder Baden getragen werden, ohne die Insulinabgabe zu unterbrechen. Die Kanüle wird per Tastendruck in die Haut eingeführt, wobei die Nadel nicht zu sehen ist [vgl. Insulet 2020]. Der Insulinvorrat reicht für drei Tage, dann muss der Pod gewechselt werden.

Hürter et al. [2016, 54] betonen, dass jedoch die beste Technologie nichts nützt, wenn folgende Voraussetzungen für die erfolgreiche Therapie mit Insulinpumpen nicht erfüllt werden:

- Die Patienten müssen zu regelmäßigen[12] Blutzuckerkontrollen bereit und motiviert sein.
- Sie bzw. ihre Eltern sollten Erfahrung mit der ICT gesammelt haben und die Insulindosis sicher berechnen können.
- Das System der Pumpe und deren Bedienung müssen verstanden sein.

Die Kosten für eine Behandlung mit einer Insulinpumpe übersteigen jene für eine intensivierte Therapie mit Spritzen deutlich [vgl. Danne et al. 2016, 209f.]. Für gewöhnlich übernehmen die Krankenkassen diese, wenn der behandelnde Arzt die Notwendigkeit ausführlich schriftlich begründet [vgl. Hürter et al. 2016, 56]. Die Entscheidung für eine Therapieform wird generell unter Einbeziehung aller Beteiligten getroffen.

2.4.4 Sensorunterstützte Pumpentherapie (CGM/FGM-Systeme)

Wie bereits im vorhergehenden Kapitel beschrieben, geht eine ICT mit häufigen Blutzuckermessungen einher. Um diesen Prozess zu erleichtern und die Frequenz der kapillären Messung zu reduzieren, können Patienten auf CGM- (Continuous Glucose Monitoring) oder FGM- (Flash Glucose Monitoring) Systeme zugreifen. Die Kombination aus Insulinpumpentherapie und CGM/FGM wird als sensorunterstützte Pumpentherapie (SuP) bezeichnet. Danne et al. [2016, 242] zeigen auf, dass „[z]ahlreiche randomisierte, kontrollierte Studien" die Überlegenheit der SuP gegenüber der ICT als

---

[11] Nähere Erläuterungen siehe Folgekapitel
[12] Mindestens sechs Mal pro Tag

auch der „klassischen Insulinpumpentherapie (CSII)" belegt haben. Freckmann [in: Schatz, Pfeiffer 2014, 94] führt weiter aus: „Durch die regelmäßige Nutzung eines CGM-Systems kann eine Senkung des HbA$_1$c-Wertes und eine Verringerung der Glukosevariabilität ohne Erhöhung der Hypoglykämierate erreicht werden."

Die Funktionsweise eines CGM-Systems erläutern Hürter et al. [2016, 139f.]:

Hierbei erfolgt die kontinuierliche Messung der Glukosekonzentration in der Gewebsflüssigkeit (nicht im Blut!). Würde man den Blutzucker ständig messen wollen, wäre es notwendig, dass ununterbrochen eine Kanüle oder ein Katheter im Blutgefäß liegt, was im Alltag unmöglich ist. Bei der CGM-Methode liegt daher ein Sensor im Unterhautfettgewebe. Da dieser sehr fein und weniger als 1 cm lang ist, spürt der Träger ihn selbst bei intensiver Bewegung nicht, was zu seiner Alltagstauglichkeit beiträgt.

Der Messfühler ist mit einem Transmitter verbunden, welcher die gemessenen Werte in Echtzeit an ein Empfängergerät überträgt. Dies kann die Insulinpumpe, ein Smartphone (mittels App) oder ein separates Gerät sein, auf 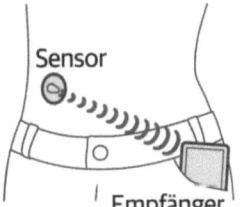 dessen Display man die Werte ablesen und Trends verfolgen kann, die mit Pfeilen angezeigt werden. Dadurch ist der Patient über den aktuellen Glukoseverlauf informiert und kann aktiv in die Stoffwechseleinstellung eingreifen. Die Vorteile gegenüber der kapillären Messung liegen zum einem in dem deutlich selteneren Stechen, zum anderen in der verbesserten Überwachung der Werte, da diejenigen der „blutigen" Messung in der Fingerbeere nur eine Momentaufnahme darstellen. Zusätzlich erlauben es die Geräte, individuelle Alarmgrenzen einzustellen, sodass es rechtzeitig zu hohe als auch zu niedrige Zuckerwerte erkennt und dementsprechend warnt [vgl. Bartus, Holder 2015, 57].

Abbildung 4: CGM System [Pichleritsch 2020]

Die DDG [Neu et al. 2019, 156] empfiehlt in ihren Leitlinien, dass CGM-Systeme bei Kindern und Jugendlichen mit Typ-1-Diabetes und Insulinpumpentherapie

- zur Senkung der Hypoglykämie-Rate (Häufigkeit, Dauer, Tiefe),
- bei rezidivierenden nächtlichen Hypoglykämien,
- bei fehlender Hypoglykämie-Wahrnehmung,
- bei stattgehabten schweren Hypoglykämien,

- zur Verbesserung der Stoffwechseleinstellung ohne gleichzeitige Zunahme von Hypoglykämien oder
- zur Reduktion ausgeprägter Glukosevariabilität

einzusetzen.

FGM-Systeme arbeiten prinzipiell genauso wie CGM-Systeme. Der Unterschied besteht darin, dass die Werte nur dann angezeigt werden, wenn der Sensor mit dem Lesegerät gescannt wird. Die Probanden 1 und 3 tragen beide den OmniPod® mit integriertem FGM-System. Die Patienten, die sich für die SuP entscheiden, müssen folglich zwei Geräte am Körper tragen - den Sensor zur Glukosemessung und die Pumpe selbst.

FGM

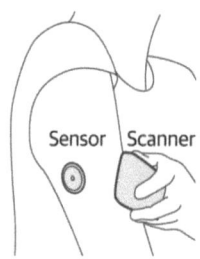

Abbildung 5: Funktionsweise von FGM [Pichleritsch 2020]

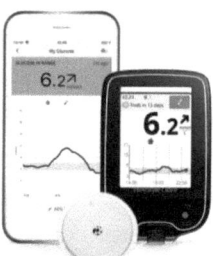

Abbildung 6: FreeStyle Libre Flash Glucose Monitoring System (links: Smartphone mit App, Mitte: Sensor, rechts: Scanner) [Abbott 2020]

Der technische Fortschritt beim Diabetesmanagement schlägt sich auch in absoluten Zahlen nieder. Laut einer aktuellen Umfrage unter Diabetologen nutzen ca. 44% der DTM1-Patienten FGM-, und rund 23% CGM-Systeme. 29% haben eine Insulinpumpe [Heinemann, Kulzer 2020]. Die Werte unterscheiden sich je nach Praxisgröße kaum, was den Schluss zulässt, dass in allen diabetologischen Einrichtungen moderne Technologien angewandt werden. Da Closed-Loop-Systeme im klinischen Alltag bisher eine sehr geringe Rolle spielen (vgl. Abb. 7), wird auf deren Beschreibung an dieser Stelle verzichtet.

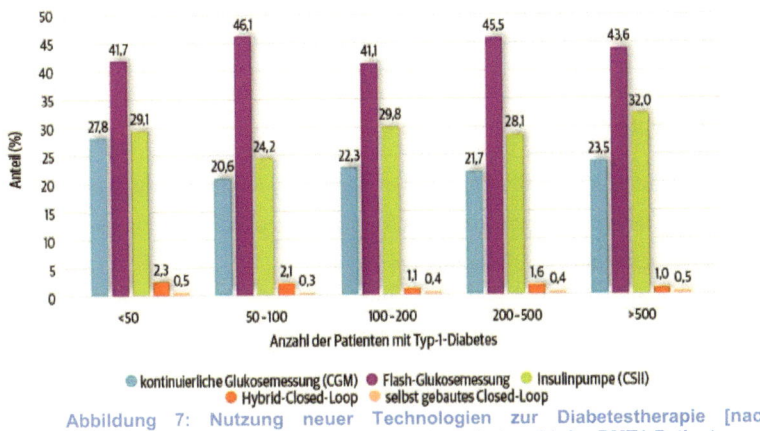

Abbildung 7: Nutzung neuer Technologien zur Diabetestherapie [nach Heinemann, Kulzer 2020], aufgeschlüsselt nach Anzahl der DMT1-Patienten pro Praxis

2.5 Komplikationen und Folgeerkrankungen

Zu den Komplikationen bei DMT1 zählen Hypo- und Hyperglykämien, die eine sofortige Intervention erfordern. Kurzzeitiger Unter- bzw. Überzucker ist tolerierbar und nicht gänzlich zu vermeiden. Hält dieser Zustand jedoch länger an, ist die Gesundheit ernstlich gefährdet. Die Ketoazidose als Folge einer unbehandelten Hyperglykämie ist beispielsweise „die Hauptursache für die Morbidität und Mortalität von Kindern mit Typ-1-Diabetes" [Danne in: Schatz, Pfeiffer 2014, 70]. Deshalb ist es wichtig, dass die Patienten intensiv geschult werden, um Anzeichen einer Stoffwechselentgleisung zu erkennen. Bei einer Hypoglykämie sind dies: Kopfschmerzen, Koordinationsstörungen, Reizbarkeit, Schwäche, Müdigkeit, Blässe, Aggressivität, Zittrigkeit, Schläfrigkeit, Schwitzen, verwaschene Sprache, verschwommenes Sehen, Bauchschmerzen, Hunger, eigenartiges Verhalten, Konfusion, Schwindel, Herzklopfen, Krämpfe sowie Bewusstseinstrübung und -verlust [vgl. Danne et al. 2016, 290].

Eine leichte Hypoglykämie kann vom Patienten selbst durch die Zufuhr schnell resorbierbarer Kohlenhydrate (wie Traubenzucker oder Apfelsaft) behoben werden. Beim Übergang zu einer mittelgradigen bis schweren Unterzuckerung ist er hingegen nicht mehr in der Lage, sich selbst zu helfen, da die genannten Symptome dies verhindern. Wenn es nicht möglich ist, dem Patienten Glukose zu verabreichen, weil er bewusstlos ist oder krampft, muss Glukagon gespritzt werden [vgl. Bartus, Holder 2015, 81ff.]. Für den Schulalltag ist es in diesem Zusammenhang wichtig, den Schüler/die Schülerin nicht allein zu lassen und den Notarzt zu verständigen.

Die Gründe für eine Hypoglykämie sind vielfältig [vgl. Bartus, Holder 2015, 85; Danne et al. 2016, 296]:

- Verstärkte Insulinwirkung (Dosierungsfehler, Fehleinschätzung des Insulinbedarfs, fehlerhafte Injektionstechnik, große Hitze (verstärkt die Insulinresorption), Verwechslung von Insulinpräparaten)
- Vermindertes Kohlenhydratangebot (z.B. durch Appetitlosigkeit, Infekte, Nahrungsumstellung)
- Alkoholkonsum
- Intensive körperliche Anstrengung (z.B. Sport)

Da Unterzuckerungen die häufigste Akutkomplikation bei DMT1 darstellen, müssen Eltern und Betreuungspersonen (wie Erzieher, Lehrer) „in der Anwendung der Glukagonspritze sowie weiterer Sofortmaßnahmen unterwiesen werden" [DDG 2015, 23].

Länger anhaltender Insulinmangel führt zu einer Hyperglykämie. Der Prozess wurde in Kapitel 2 bereits beschrieben, da dieser einer jeden Diabetesdiagnose vorausgeht. Die Symptome wurden an dieser Stelle ebenfalls genannt. Auf eine schwere Stoffwechselentgleisung als Folge einer Hyperglykämie soll nochmals kurz eingegangen werden: Bezüglich der Ketoazidose stellen Haak et al. [2019, 149] fest, dass Patienten mit DMT1 deren Gefährlichkeit erheblich unterschätzen, „da diese – im Vergleich zu der Akutkomplikation in Form einer Hypoglykämie – eher selten auftritt". Sie können sich oftmals nicht mehr an das Selbstbehandlungsschema erinnern, da die jeweilige Schulung, die diese Kenntnisse vermittelte, schon länger zurückliegt. Deshalb plädieren Haak und Kollegen für eine regelmäßige Thematisierung der Anzeichen und Therapieansätze bei den Kontrolluntersuchungen. Ihr Fazit: „In jedem Falle sollen Betroffene wissen, dass eine Ketoazidose medizinisch eine gefährliche Situation darstellt und im Zweifelsfall unverzüglich ärztliche Hilfe über den Rettungsdienst in Anspruch genommen werden soll" [ebd.].

Folgende Graphik veranschaulicht die Schwankungsbreite des Blutzuckerspiegels bei Diabetes-Patienten im Vergleich zu gesunden Menschen:

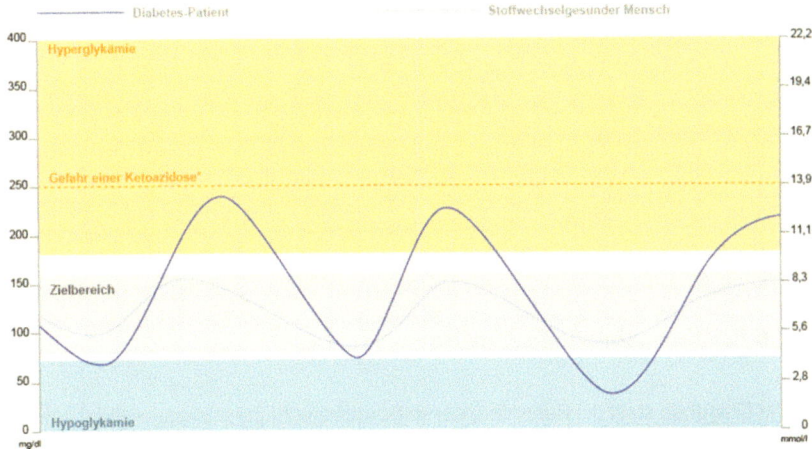

Abbildung 8: Spektrum der Blutzuckerschwankungen [Abbott 2020]

Während sich der Blutzucker beim Stoffwechselgesunden in einem bestimmten Korridor bewegt, können bei Diabetikern durch Therapiefehler und Fehleinschätzungen starke Schwankungen desselbigen auftreten, welche wiederum zu Komorbiditäten führen können. Um Folgeerkrankungen zu verhindern, wird eine möglichst stabile Stoffwechseleinstellung angestrebt.

Pädiatrische DMT1-Patienten erkranken häufiger als Stoffwechselgesunde an weiteren Autoimmunerkrankungen. Schilddrüsenerkrankungen gehören zu den häufigsten (25-30%). Zöliakie tritt bei ca. 2-8% dieser Patienten auf [Bartus, Holder 2015, 61f.]. Danne et al. [2015, 377] konstatieren: „Bei Kindern und Jugendlichen mit Typ-1-Diabetes ist das Risiko, an einer Autoimmunthyreoiditis oder an einer Zöliakie zu erkranken, 5- 10-mal höher als in der Normalbevölkerung". Tritt dieser Fall ein, muss die Behandlung auf die des Diabetes abgestimmt werden [vgl. Hürter et al. 2016, 294].
Zu den Spätkomplikationen zählen diabetische Mikroangiopathien (insbesondere Retinopathie, Nephropathie und Neuropathie) und Makroangiopathien [Bartus und Holder 2015, 64ff.].
Mikroangiopathie bezeichnet die „Erkrankung kleiner und kleinster Arterien" [Hanser 2000] und können zu Veränderungen an Augen, Nieren und Nerven führen. Im schlimmsten Fall bedeutet dies für die Betroffenen Sehkraftverlust bis zur Erblindung, Nierenversagen und Erkrankungen des Nervensystems (mit sensorischen oder motorischen Störungen) [vgl. Bartus und Holder 2015, 66].

Die Veränderung von großen und größeren Gefäßen wird Makroangiopathie genannt. Zu den wesentlichen daraus resultierenden Krankheiten gehören die koronare Herzkrankheit, der Herzinfarkt, die arterielle Verschlusskrankheit in den Beinen und der Schlaganfall [vgl.ebd.].

Zur Prävention dieser Folgeerkrankungen wird zum einen eine möglichst normoglykämische Stoffwechsellage angestrebt, zum anderen eine Früherkennung durch regelmäßige Vorsorgeuntersuchungen.

2.6 Psychosoziale Belastungen

Die Diagnose stellt die Patienten, deren Sorgeberechtigte und das weitere soziale Umfeld, zu dem die Schule als wichtiger Lebensbereich zweifellos gezählt werden muss, vor große Herausforderungen. Neben den therapeutischen Fertigkeiten wie Blutzucker messen, Insulin zuführen und einer permanenten Kontrolle des eigenen Verhaltens (hinsichtlich Ernährung, Bewegung, etc.) müssen sich die Betroffenen mit den Reaktionen von Freunden, Bekannten sowie Lehrerinnen und Lehrern auseinandersetzen. Auch die eigene psychische Verfassung und der (daraus resultierende) Umgang mit der lebenslang bestehenden Krankheit spielen eine große Rolle. Ein weiteres Risiko stellen Komorbiditäten dar. Diese wurden teilweise in Kapitel 2.5 thematisiert. Bisher unerwähnt blieben psychische Erkrankungen, die mit dem Diabetes assoziiert sind. Diabetes-Patienten erkranken beispielsweise häufiger an Depressionen als Stoffwechselgesunde [Kopf, Müssig in: Schatz, Pfeiffer 2014, 324]. Ein Grund dafür ist die wechselseitige Beziehung zwischen „psychosozialer Rahmenbedingungen und der Qualität der Stoffwechseleinstellung" [Danne et al. 2015, 406]. Weiterhin können diabetesbedingte Einschränkungen im Alltag, Misserfolge bei der Behandlung, Ängste bezüglich Komplikationen und Folgeerkrankungen, das Gefühl der Andersartigkeit, familiäre Probleme, sozioökonomische Belastungen und fehlende Unterstützung des sozialen Umfeldes als Auslöser für psychische Krisen genannt werden, wobei diese Liste nicht als abgeschlossen betrachtet werden kann.

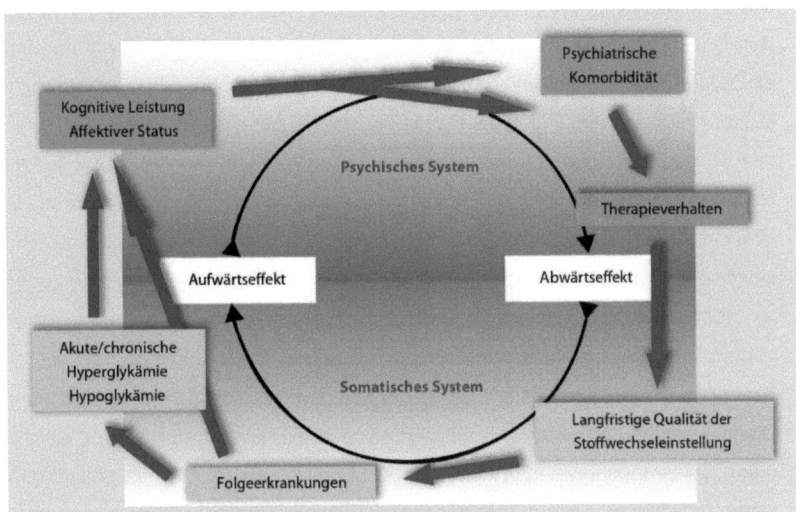

Abbildung 9: Komplexe Interaktion zwischen psychischen Belastungen, Therapieverhalten, neuroendokrinologischen Reaktionen und kognitiver Leistungsfähigkeit [Danne et al. 2015, 407]

Nicht nur die Patienten selbst erleiden aufgrund der hohen Belastungen, die der Diabetes mit sich bringt, an psychischen Störungen, oft sind es auch die Eltern und insbesondere die Mütter, die durch die Diagnose an den Rand ihrer Belastungsfähigkeit gebracht werden. Eine 2004 durchgeführte Querschnittstudie an vier großen deutschen pädiatrischen Diabeteszentren, bei der 580 Familien mittels halbstandardisierter Fragebögen interviewt wurden, ergab folgendes:

Tabelle 2: Anteile von allen befragten Müttern (Berufstätige und Hausfrauen), die ihre Berufstätigkeit nach der Diabetesmanifestation ihres Kindes aufgaben, die Tätigkeit einschränkten oder ihre berufliche Zukunftspläne revidierten [nach Lange et al. 2004, 1131]

Alter des Kindes bei Diabetesmanifestation	< 6 Jahre	6 - 10 Jahre	11 - 14 Jahre
Berufliche Folgen für die Mutter			
Aufgabe der Berufstätigkeit	20,5%	12,0%	6,6%
Änderung der Berufstätigkeit	32,5%	25,5%	17,0%
Änderung der beruflichen Planung	44,1%	34,5%	21,1%

Die Zahl der Väter, die angaben, aufgrund der Diabeteserkrankung ihres Kindes die Berufstätigkeit verändert (4,2%) oder beendet zu haben (1,9%) war gering [Lange et al. 2004, 1132]. Daran kann man ablesen, dass die Hauptlast der Versorgung bei den Müttern liegt und diese gleichzeitig die größten Einschnitte im Hinblick auf ihre berufliche Tätigkeit hinnehmen, was wiederum negative Auswirkungen auf ihre finanzielle Situation hat. Dieser Umstand indiziert psychischen und emotionalen Stress, der unter Umständen auf das erkrankte Kind übertragen wird, was zu weiteren Problemen hinsichtlich der Diabetestherapie führen kann. Zwar ist die zitierte Studie schon 16 Jahre alt, aber die Grundproblematik besteht auch heute noch: „Posttraumatische Belastungsstörungen [..] werden vor allem bei Müttern jüngerer Kinder oft noch nach Jahren beobachtet" [Danne et al. 2015, 396]. Lohaus und Heinrichs [2013, 22] bezeichnen die Diagnose einer schwerwiegenden chronischen Erkrankung des Kindes als „hochgradigen Belastungsfaktor für Eltern", wobei „Mütter stärkere Beeinträchtigungen [.] als Väter" erleben. In diesem Zusammenhang kann auf die Aussagen der Mütter der Probanden 1 und 3 verwiesen werden. Die Mutter von Melina konnte aufgrund der Diabetesdiagnose und dem damit einhergehenden Versorgungsaufwandes nicht wie geplant ihre Arbeitsstelle antreten [vgl. Probandin 1, Z. 660ff.]. Beide Mütter berichten von enormem psychischen Stress, der eine akute schwere Stoffwechselentgleisung mit sich bringt: „Danach habe ich echt gezittert und geheult" [Probandin 1, Z. 506]. Auch die Angst vor nächtlichen unbemerkten Hypoglykämien und deren Folgen wird erwähnt [vgl. Proband 3, Z. 484ff.].

Da psychische Belastungen und Störungen eng mit einer unzureichenden Stoffwechseleinstellung assoziiert sind (s. Abb. 9), „empfehlen internationale wie auch nationale Leitlinien die kontinuierliche Erfassung der psychosozialen Situation und des Befindens von jungen Patienten mit Typ-1-Diabetes" [Danne et al. 2015, 412]. Die verwendeten Screeningsinstrumente wurden in Kapitel 2.4.1. bereits angesprochen. Danne et al. fordern [2016, 393], dass „das psychische Befinden der primären Betreuungspersonen ebenso regelmäßig erfragt werden sollte", um mögliche Problematiken aufzudecken, die sich negativ auf den Patienten und die Therapie auswirken.

Schwere psychiatrische Störungen, stationäre psychiatrische Behandlung Prävalenz T1DM ~ Allgemeinbevölkerung
Schwere psychologische Probleme, die psychotherapeutische oder medikamentöse Behandlung erfordern Prävalenz T1DM ~ (≥) Allgemeinbevölkerung
Schwere Probleme bei der Diagnosebewältigung, verursacht durch (sub-)klinische psychische Probleme oder sozioökonomische Belastungen schätzungsweise 10–15 % (große Unterschiede)
Probleme bei der Bewältigung der Diagnose, die zu Ängsten und depressiver Verstimmung führen und sowohl die Diabetestherapie als auch die soziale Integration und die Lebensqualität beeinträchtigen üblich in vielen Familien, besonders mit kleinen Kindern
Bewältigung der Diagnose, Therapie im Alltag, Lebensstiländerung, Risiko kurz-und längerfristiger Komplikationen üblich in allen Familien mit Diabetes-Typ-1

Abbildung 10: Prävalenz psychischer Belastungen und Störungen unter Kindern und Jugendlichen mit Typ-1-Diabetes (T1DM) [Danne et al. 2015, 412]

Insgesamt ist jedoch festzuhalten, dass sich für Deutschland „keine empirische Evidenz für gehäuft klinisch relevante Störungen und Verhaltensprobleme bei Kindern und Jugendlichen mit Typ-1-Diabetes belegen lässt" [Danne et al. 2015, 411].

Bei Kindern sind psychische Belastungsreaktionen selten zu beobachten. Dies ist eher bei Jugendlichen DMT1-Patienten der Fall, was verschiedene Ursachen hat. Zum einen stellt sich der Körper und damit der Stoffwechsel in der Pubertät um, was zur Folge hat, dass ursprüngliche Behandlungsmuster nicht mehr (so gut) greifen wie zuvor und der Blutzucker anders reagiert. Der Insulinbedarf erhöht sich und erfordert eine Therapieanpassung. Zum anderen kämpfen zuckerkranke Jugendliche, wie alle anderen Heranwachsenden, mit den Umbrüchen, die das Erwachsenwerden mit sich bringen. Dies kann zur Folge haben, dass das Diabetesmanagement vernachlässigt wird. Als Gründe können verstärkte Autonomiebestrebungen bei fehlender Verlässlichkeit exemplarisch genannt werden [vgl. Bartus und Holder 2015, 102f.; Danne et al. 2015, 412]. Dann gilt es, den Patienten verständnisvoll zu unterstützen, wobei die elterliche Betreuung eine Gratwanderung zwischen Hilfe und Kontrolle ist. Es hat sich als konfliktvermeidend erwiesen, Jugendliche in die Entscheidungsfindung (z.B. bei der Wahl der Insulindosis) mit einzubeziehen, anstatt Anweisungen zu erteilen [vgl. Bartus und Holder 2015, 108].

Die folgende Aussage von Wiedebusch und Ziegler [2013, 37] fasst dieses Kapitel zusammen:

> „Aus psychologischer Sicht sind das Erleben der Erkrankung, die krankheits- und therapiebezo-genen Einstellungen und die Bewältigungsreaktionen aller Familienmitglieder entscheidend da-für, ob das Therapieziel, Kindern mit Typ-1-Diabetes eine weitgehend normale Entwicklung und Integration in ihr soziales Umfeld zu ermöglichen, erreicht wird."

Abschließend sollte deshalb „nicht unerwähnt bleiben, dass es vielen betroffenen Kindern und Jugendlichen trotz einer Konfrontation mit (z. T. schwerwiegenden) chronischen Erkrankungen gelingt, eine erstaunliche psychische Robustheit bzw. Resilienz an den Tag zu legen" [Lohaus und Heinrichs 2013, 19]. „[E]rhöhte soziale Unterstützung und der zunehmende Aufbau adaptiver Bewältigungsstrategien" [ebd.] stellen hierfür begünstigende Faktoren dar.

3 Diabetes mellitus Typ 1 im schulischen Umfeld

3.1 Grundsätzliches zum Umgang mit betroffenen Schülerinnen und Schülern

Zunächst ist festzuhalten, dass Kinder mit Diabetes geistig und körperlich genauso leistungsfähig wie gesunde Kinder sind [vgl. Hürter et al. 2016, 344]. Es gibt somit keinen Grund, die Schulwahl von der Krankheit abhängig zu machen. Trotzdem gibt es Besonderheiten, die im Zusammenhang mit dem Diabetes stehen und die beachtet werden müssen.

Das Kind verbringt einen Großteil des Tages in der Schule, weshalb diese einen großen Einfluss auf die eigene Befindlichkeit, den Umgang mit DMT1 und dessen Akzeptanz hat. Es sollte nicht durch übertriebene Vorsicht oder unnötige Verbote zusätzlich belastet werden. Wird der Diabetes diagnostiziert, sind die Eltern verpflichtet, die Lehrkräfte darüber zu informieren. Es bietet sich an, dies in einem persönlichen Gespräch zu tun. Sind die Eltern dazu nicht in der Lage, da sie emotional überfordert sind, erklären sich oftmals Ansprechpartner aus dem behandelnden Diabetesteam der Kinderklinik dazu bereit. Es ist nicht nötig, dass sich Lehrer Detailwissen aneignen, aber sie sollten über die Grundzüge der Krankheit im Bilde sein. Insbesondere das Erkennen von Hyper- und vor allem Hypoglykämien und die dann nötigen Interventionen müssen besprochen werden. Zur Unterstützung bieten sich Infomaterialien, beispielsweise der AGPD[13], sowie Kopiervorlagen mit Handlungsanweisungen für den Notfall (s. Anhang, S.74f.) an. Wissenswert ist für die Lehrkräfte auch, dass Stoffwechselentgleisungen die kognitive Leistungsfähigkeit beeinträchtigen. Diese Episoden sollten daher nicht in die Notengebung mit einfließen. Andererseits darf der Diabetes nicht als Ausrede für Minderleistungen dienen. Dies führt zur Selbstdiskriminierung des Kindes. Auch sollte die Beurteilung des Schülers/der Schülerin nicht durch Mitleid beeinflusst werden. Der Diabetes sollte kein Anlass sein, dem Kind eine Sonderstellung im Klassenverband zuzuweisen. Weiterhin ist zu sagen, dass die Therapieverantwortung insgesamt bei den Eltern liegt. Diese kann nicht komplett an die Schule übertragen werden [Danne et al. 2015, 303ff.; Danne et al. 2016, 435; Hürter et al. 2016, 344ff.].

Da die Reaktionen der Mitschüler eine große Rolle für das betroffene Kind spielen, ist es bedeutsam, diese von der Krankheit behutsam ins Bild zu setzen. Den Mitschülern sollte der Diabetes kurz und altersgemäß erklärt werden, wichtiger allerdings ist es, die zu erwartenden Veränderungen im Tagesablauf des erkrankten Kindes zu thematisieren. Die Klassenkameraden müssen wissen, warum das Kind während des Unterrichts essen und trinken darf, warum und wie es Blutzuckerkontrollen und Insulininjektionen durchführt und dass es zu weiteren Besonderheiten kommen kann. Damit ist exemplarisch gemeint, dass die Lehrkraft im Unterricht mit den Eltern via Handy in Kontakt tritt, um Auffälligkeiten (wie z.B. schwankende Blutzuckerwerte) zu besprechen. Probandin 4 schildert solche Situationen und merkt an, dass dies für die Kinder kein Problem darstellte, da sie von Anfang an darauf hingewiesen wurden [vgl. Z. 41f.]. Es macht außerdem Sinn den Kindern zu erklären, wann sie Hilfe holen müssen. Diese Aufklärungsarbeit kann von den Eltern (wie bei Probandin 1) oder von den Lehrern (wie bei Proband 2 und 3) geleistet werden. Ziel des Ganzen sollte sein, „Verständnis [zu] wecken und für Sicherheit [zu] sorgen" [Hürter et al. 2016, 349].

Zusammenfassend kann man konstatieren [nach Etschenberg 2009, 34]:

---

[13] Arbeitsgemeinschaft Pädiatrische Diabetologie; auf deren Website www.diabetes-kinder.de kann eine Informationsbroschüre für Lehrkräfte kostenfrei heruntergeladen werden.

Kinder mit DMT1 brauchen Mitschüler,

- die verstehen, warum für sie andere Regeln bei der Nahrungsaufnahme (z.B. während des Unterrichts, Verspeisen von Süßigkeiten) gelten als für gesunde Kinder,
- die ein betroffenes Kind unbehelligt seine Messungen und Injektionen durchführen lassen.
- und wissen, wann sie für das Kind Hilfe holen müssen (vor allem bei Hypoglykämie).

DMT1-Patienten brauchen Lehrer,

- die sie bei der Einhaltung ihrer „Spielregeln" unterstützen,
- bei Planungen von besonderen Unternehmungen (wie Tagesausflüge, Klassenfahrt) die speziellen Bedürfnisse des Kindes mit bedenken,
- die Symptome von Über- und vor allem Unterzuckerung wahrnehmen
- und wissen, wie sie dem Kind in Krisensituationen helfen können.

3.2 Rechtliche Rahmenbedingungen

Dieses Kapitel möchte die rechtlichen Rahmenbedingungen zwischen Schule und Diabetes beleuchten. Sie haben weitreichende Auswirkungen für alle Beteiligten - die erkrankten Kinder, ihre Sorgeberechtigten und ihre Lehrer.

Zu den rechtlichen Grundlagen der Diabetesbetreuung in der Schule gehört Artikel 2, Absatz 3 des Grundgesetzes. Es schreibt vor, dass niemand wegen seiner Behinderung benachteiligt werden darf. Aus diesem Grund sollen gemäß Paragraph 4, Absatz 3 des Sozialgesetzbuches IX Leistungen für behinderte oder von Behinderung bedrohte Kinder so geplant und gestaltet werden, dass die Kinder nach Möglichkeit nicht von ihrem sozialen Umfeld getrennt und gemeinsam mit nicht behinderten Kindern betreut werden können. Dies hat zur Folge, dass es den Eltern freisteht zu entscheiden, ob ihr Kind eine Regel- oder Förderschule besucht.

Damit wird dem offenen, an Teilhabe orientierten Behinderungsbegriff der UN-Behindertenrechtskonvention Rechnung getragen. In Artikel 24, der sich mit dem Thema Bildung befasst, heißt es:

„Die Vertragsstaaten anerkennen das Recht von Menschen mit Behinderungen auf Bildung. Um dieses Recht ohne Diskriminierung und auf der Grundlage der Chancengleichheit zu verwirklichen, gewährleisten die Vertragsstaaten ein integratives Bildungssystem auf allen Ebenen und lebenslanges Lernen mit dem Ziel, a) die menschlichen Möglichkeiten sowie das Bewusstsein der Würde und das Selbstwertgefühl des Menschen voll zur Entfaltung zu bringen und die Achtung vor den Menschenrechten, den Grundfreiheiten und der menschlichen Vielfalt zu stärken; b) Menschen mit Behinderungen ihre Persönlichkeit, ihre Begabungen und ihre Kreativität sowie ihre geistigen und körperlichen Fähigkeiten voll zur Entfaltung bringen zu lassen; c) Menschen mit Behinderungen zur wirklichen Teilhabe an einer freien Gesellschaft zu befähigen" [UN 2008].

Dazu ist es nötig, dass „ Menschen mit Behinderungen gleichberechtigt mit anderen in der Gemeinschaft, in der sie leben, Zugang zu einem integrativen, hochwertigen und unentgeltlichen Unterricht an Grundschulen und weiterführenden Schulen haben" [ebd].

Paragraph 3, Absatz 5 des Schulgesetzes in Rheinland-Pfalz sagt aus, dass „[b]ei der Gestaltung des Unterrichts und bei Leistungsfeststellungen [.] die besonderen Belange von Schülerinnen und Schülern mit Behinderungen zu berücksichtigen [sind] und ihnen der zum Ausgleich ihrer Behinderung erforderliche Nachteilsausgleich zu gewähren [ist]". Der Begriff soll im nachfolgenden Kapitel genauer untersucht werden. Die Leistungsfeststellung und Leistungsbeurteilung erfolgen gemäß § 25 Abs. 1 des Schulgesetzes „in pädagogischer Verantwortung der Lehrkräfte". Die GrundschullehrerInnen erhalten einen besonders großen Spielraum bei der Umsetzung dieser Formulierung. Die Schulordnung für öffentliche Grundschulen [2008] führt unter § 33 eine Vielzahl möglicher Formen zur Leistungsbeurteilung an. Exemplarisch seien an dieser Stelle Beiträge zum Unterrichtsgespräch, Erzählen und Berichten, mündliche oder schriftliche Überprüfungen, praktische Arbeiten im künstlerisch-musischen und technischen Bereich sowie Lern- und Leistungsergebnisse im Sport genannt. Die Lehrkraft entscheidet über die Art und Anzahl der Leistungsfeststellung, wobei letztere nicht bei allen Schülerinnen und Schülern gleich sein muss [vgl. §33, Absatz 3].

3.2.1 Nachteilsausgleich

Das rheinland-pfälzische Ministerium für Bildung definiert Nachteilsausgleich als „alle notwendigen und geeigneten Maßnahmen, die es Schülerinnen und Schülern mit Behinderungen ermöglichen, Zugang zum Unterricht, zu Leistungsfeststellungen und Prüfungen zu finden und ihr tatsächliches Leistungsvermögen nachzuweisen, ohne dass die Lernanforderungen reduziert werden und von den allgemeinen Grundsätzen der Leistungsbeurteilung abgewichen wird" [Ministerium für Bildung RLP 2017].

Konkret werden folgende Maßnahmen vorgeschlagen, die zum Beschwerdebild des Diabetes mellitus passen:

- Zeitverlängerung für die Bearbeitung von Aufgaben oder Aufteilen der Aufgaben auf verschiedene Tage als Ausgleich von reduzierter Belastbarkeit und erhöhter Müdigkeit,
- individuell terminierte und dimensionierte Pausenzeiten, Bewegungsmöglichkeiten oder Zeiten der Nahrungsaufnahme,
- Verlegung von Klassenarbeiten und Prüfungen in die Phasen eines Tages, in denen die Erkrankung sich (noch) nicht so stark auswirkt
- alternative Formen der Leistungsfeststellung und Ausnahmen bei den Hausaufgaben, z.B. nach Krankenhausaufenthalten [ebd. 2020]

3.2.2 Medizinische Interventionen

Viele Lehrkräfte haben Sorge, sich im Notfall falsch zu verhalten und möglicherweise rechtlich belangt zu werden. Hier kann eine Schulung durch ein Mitglied des behandelnden Diabetesteams sehr hilfreich sein (vgl. Kapitel 2.4.1 und Interview Probandin 4). Klare Absprachen mit den Eltern mindern ebenfalls Unsicherheiten. Die Lehrer müssen wissen, was in bestimmten Situationen zu tun ist. Insbesondere bei Über- oder Unterzuckerung sollten konkrete Handlungsanweisungen vorliegen, damit schnell, aber ohne Panik gehandelt werden kann. Dazu bietet es sich an, die Kopie eines Notfallblattes (s.Anhang, S. 73) greifbar zu haben. Rechtlich sind Lehrkräfte zu Hilfe bei einem Notfall verpflichtet und über die gesetzliche Unfallversicherung abgesichert (gemäß §2 Absatz 1 Nr. 13a SGB VII).

Lehrer können hingegen nicht zur Mithilfe beim alltäglichen Diabetesmanagement (Blutzucker messen, Insulinberechnung und -verabreichung) verpflichtet werden. Viele Lehrkräfte sind in dieser Hinsicht sehr engagiert und assistieren ihren Schützlingen, insbesondere im 1. oder 2. Schuljahr. Sie sind in diesen Fällen über ihren Arbeitgeber bzw. Dienstherrn über die gesetzliche Unfallversicherung versichert [Hürter et al. 2016, 347]. Die Interviews haben auch gezeigt, dass alle Lehrer ihre privaten Handynummern mit den Eltern ausgetauscht hatten, um bei Fragen schnell erreichbar zu sein. Das ist nicht selbstverständlich, da es für die Lehrkräfte das Risiko birgt, durch die permanente Erreichbarkeit über Gebühr beansprucht zu werden. Andererseits zeigte sich in den Interviews, dass es für sie umgekehrt eine enorme Erleichterung bedeutete, bei Unsicherheiten die Eltern jederzeit anrufen zu können.

Wenn Schüler in den ersten Schuljahren mit der Therapie überfordert sind und es den Eltern nicht möglich ist, sie vor Ort zu unterstützen, kann eine Eingliederungshilfe (§53 SGB XII) beantragt werden [ebd., 348]. Viele Kinder lehnen dies allerdings ab, da sie befürchten, diskriminiert zu werden, wenn ihre Erkrankung durch die Assistenz eines Außenstehenden in den Vordergrund tritt (vgl. Interview Proband 3).

Auf dem Bildungsserver des Landes Rheinland-Pfalz wurden viele hilfreiche Informationen für Lehrer zusammengetragen. Unter anderem finden sich hier diverse Handreichungen, Vordrucke und Links rund um das Thema Diabetes und Schule (https://gesundheitsfoerderung.bildung-rp.de/chronische-erkrankungen/somatische-erkrankungen/diabetes.html). Es gibt auch die Möglichkeit, an einer Online-Schulung teilzunehmen.

4 Interviews

4.1 Konzeption des Interviewleitfadens: Forschungsdesign

Die Befragung von Probanden im Rahmen qualitativer, leitfadengestützter Interviews ist „eine verbreitete, ausdifferenzierte und methodologisch vergleichsweise gut ausgearbeitete Methode, qualitative Daten zu erzeugen" [Helfferich 2019, 669]. In der empirischen Sozialforschung wird deshalb häufig auf dieses Instrument zurückgegriffen, um die Perspektiven verschiedener Akteure zu untersuchen [vgl. Vogl 2015, 54]. Nach der Klassifizierung von Gläser und Laudel [2010, 41] handelt es sich bei der für diese Arbeit gewählte Untersuchung um ein nichtstandardisiertes Interview, welches im Gegensatz zur standardisierten Befragung durch die „offene Vorgehensweise und die damit verbundene kommunikative Validierung [.] die Datenqualität erhöht" [Vogl 2015, 82].

Der Leitfaden gibt idealerweise den Rahmen der Befragung vor, ohne den Interviewpartner in seinen Antwortmöglichkeiten zu beschneiden oder ihn in eine bestimmte Richtung zu lenken. Das bedeutet, dass der Leitfaden die Fragen enthält, die in jedem Interview zu stellen sind, um eine Vergleichbarkeit der Daten zu gewährleisten. Allerdings können der Wortlaut der Fragestellung sowie die Reihenfolge der

Fragen variieren bzw. dem Gegenüber und dem Gesprächsverlauf angepasst werden. Laudel und Gläser betonen zudem, dass „die vollständige Beantwortung einer Frage häufig nur dadurch erreicht werden kann, dass zu einer Antwort ad hoc Nachfragen gestellt werden" [2010, 42]. Solche Nachfragen, die individuell verschieden in den Interviews vorkommen können, dienen der Validierung der Aussage des Befragten und sind somit ein wichtiger Bestandteil des Interaktionsprozesses. Diese Nachfragen können nicht in den Leitfaden aufgenommen werden, da sie sich situativ aus dem jeweiligen Gesprächskontext ergeben. Laudel und Gläser schlussfolgern daher, dass der Interviewleitfaden kein starres Gebilde, sondern „eher eine Richtschnur [ist], die die unbedingt zu stellenden Fragen enthält" [ebd.].

Die Datenerhebung erfolgte für diese Arbeit im Setting von Experteninterviews. Getrennt voneinander wurden Schüler und Lehrer zu ihren Erfahrungen mit Diabetes Typ 1 befragt. Die Schüler sind von der Krankheit direkt, die Lehrer indirekt betroffen. Das macht die beiden Gruppen zu Experten[14] bezüglich ihres Wissens, wie mit der Krankheit - insbesondere im schulischen Kontext - umzugehen ist.

Das Forschungsinteresse gilt der Frage, wie der Diabetes das Leben der Kinder beeinflusst. Der Fokus liegt hierbei auf dem schulischen Alltag der betroffenen Personen.

Der Leitfaden wurde unter der Berücksichtigung zentraler Prinzipien qualitativer Forschung erarbeitet [vgl. Reinders 2016, 135ff. und Helfferich 2019, 677]. Dazu zählen:

- Offenheit (sowohl in der Konzeption der Fragestellung als auch was deren Beantwortung betrifft)
- Prozesshaftigkeit (im Sinne, welche Sichtweise der/die Interviewte bezüglich eines Themas heute hat und ob sich diese im Lauf der Zeit verändert hat und wenn ja, warum)
- Kommunikation (im Hinblick auf Verständlichkeit der Formulierungen und die Verwendung alltäglicher Sprachregeln; Helfferich spricht treffend vom *„Anschmiegen an den Erzählfluss"* [ebd., *Hervorh. im Original*], um die Interviewsituation möglichst ungekünstelt wirken zu lassen).

In dieser Arbeit finden die Besonderheiten der Befragung von Kindern Anwendung [Vogl 2015]. Die Berücksichtigung altersspezifischer verbaler, kognitiver und

---

[14] Helfferich definiert Experten als „spezielle Zielgruppe der Interviewten" [2019, 670]. Sie führt weiter aus, dass *„Experten* [.] als Ratgeber und Wissensvermittler fungieren [können], die Fakten- und Erfahrungswissen weitergeben und so wenig aufwändig einen guten Zugang zu Wissensbereichen eröffnen [..]" [ebd., 671, *Hervorh. im Original*]

interaktiver Fähigkeiten ist für eine gelingende Befragung von zentraler Bedeutung. Dazu zählt beispielsweise die Verwendung von Sprache, die dem Alter des Kindes entspricht. Kurze, prägnante und vor allem verständliche Satzkonstruktionen sind komplizierten Bandwurmsätzen vorzuziehen. Bei der Gesprächsführung ist zu beachten, dass das Kind sich in einem asymmetrischen Verhältnis zum Interviewer[15] (Kind-Erwachsener) befindet. Dies beinhaltet die Gefahr, dass es davon ausgeht, eine bestimmte Erwartungshaltung des erwachsenen Gegenübers erfüllen zu müssen und deshalb nicht das sagt, was es intendiert hat. Wichtig ist außerdem, am Anfang des Interviews deutlich zu machen, dass das Kind der Experte bezüglich seiner Krankheit ist und der Befragte ein ehrliches Interesse an den Antworten hat, um die vertrauensvolle Atmosphäre zu schaffen, die einen fruchtbaren Interaktionsprozess erst ermöglicht. Das gilt insbesondere dann, wenn sich der Befragte und der Interviewer nicht oder kaum kennen. Schließlich ist zu beachten, dass die Aufmerksamkeitsspanne je nach Alter variiert, sodass die Interviewdauer entsprechend gewählt werden sollte. In der Literatur wird für 10-12jährige empfohlen, eine Stunde nicht zu überschreiten [vgl. ebd., 125].

In der sogenannten „warm up"-Phase werden die Probanden zunächst mit einigen geschlossenen Fragen konfrontiert, die schnell und einfach zu beantworten sind (wie z.B. die Frage nach dem Alter, der besuchten Schulklasse und dem Zeitpunkt der Diabetesdiagnose). Diese Fragen dienen als Eisbrecher, um den Kommunikationsprozess voranzutreiben.

Das Frage-Antwort-Schema wird nach der Einstiegsphase unterbrochen, indem offene Fragen gestellt werden. Damit soll sichergestellt werden, dass „der Befragte schnell selbst aktiver wird und sich nicht an kurze Antworten auf geschlossene Fragen gewöhnt" [ebd., 107]. Ziel in der sich anschließenden Hauptphase ist es, einen flüssigen Gesprächsverlauf zu ermöglichen, was von dem Interviewer ein hohes Maß an Konzentration und Flexibilität im Umgang mit dem Leitfaden erfordert. Die Fragen einfach nacheinander „abzuarbeiten" ist kontraproduktiv, vielmehr ist es angezeigt, das Gesagte aufzugreifen, um den Gesprächsfluss nicht zu stören. Auf diese Weise gelingt es, Antworten mit einer größeren Tiefe zu erhalten, welche für die Beantwortung der Forschungsfrage von elementarer Bedeutung sind.

---

[15] Vogl bezeichnet diesen Umstand als „Autoritätsgefälle" [2015, 99].

In der Abschlussphase wird dem Befragten „explizit die Möglichkeit gegeben, selbst Nachfragen zu stellen oder bisher unberücksichtigte Themen aufzugreifen" [ebd., 108]. Das Interview sollte ausklingen anstatt plötzlich beendet zu werden, da dies suggeriert, dass „der Interviewte uninteressant geworden ist" [ebd.]. Hierzu bietet sich ein kurzer Smalltalk an. Gläser und Laudel betonen, dass „man in dem abschließenden Gespräch mitunter weitere wichtige Informationen" [2010, 191] erhält, wenn es vorher gelungen ist, ein angenehmes Gesprächsklima herzustellen. Dies kann auch in den von der Verfasserin durchgeführten Interviews beobachtet werden.

4.2 Zusammenfassung der Interviews

Die Interviews wurden vom 17.09.2020 bis zum 25.09.2020 durchgeführt. Als Interviewpartner konnten zwei von DMT1 betroffene Schüler (ein Mädchen, ein Junge) sowie zwei Lehrer (ebenfalls weiblich und männlich) gewonnen werden. In einem Fall handelt es sich um die Lehrperson (Frau M.) des erkrankten Jungen. Herr F. konnte von seinen Erfahrungen mit einem weiteren Schüler mit DMT1 berichten, welchen er drei Jahre als Klassenlehrer unterrichtete. Frau M. kann auf eine vierjährige Unterrichtszeit mit ihrem von Diabetes betroffenen Schüler zurückblicken. Vor Beginn der Interviews wurden alle Beteiligten auf die Anonymisierung der personenbezogenen Daten hingewiesen. Außerdem wurden sie um das Einverständnis zur Audioaufnahme gebeten, welches in allen Fällen erteilt wurde. Die Aufzeichnungen wurden im Anschluss transkribiert, wobei eine Spracherkennungssoftware zu Hilfe genommen wurde (amberscript). Die Transkription der Audiodateien erfolgte im „geglätteten Format"[16] [vgl. Fuß, Karbach 2019, 40ff.]. Alle Interviews fanden face-to-face statt. Wenn möglich, wurden die Gesprächspartner in ihrem gewohnten Umfeld (Schüler: Zuhause, Lehrer: Schule) befragt. Die Interviewpartner 1 und 3 kommen aus dem erweiterten Bekanntenkreis der Verfasserin, weswegen die Befragten darauf bestanden, mit „du" angesprochen zu werden. Die beiden Lehrkräfte erklärten sich zu dem Interview bereit, nachdem eine mit der Verfasserin gut bekannte Schulleiterin in ihrem Umfeld nach geeigneten Kandidaten für diese Untersuchung fragte und diese um Unterstützung bat.

---

[16] Zur Verbesserung des Leseflusses wurden die Transkripte geglättet. Dies beinhaltet u.a., dass Fehler im Satzbau korrigiert wurden. Lautäußerungen wie „ähm" wurden weggelassen, paraverbale Äußerungen wie Lachen wurden in Klammern als Kommentar vermerkt, ebenso wurde mit non-verbalen Handlungen verfahren. Pausen wurden mit drei Punkten angedeutet. Anmerkungen der Verfasserin, die zum Verständnis nötig sind, wurden ebenfalls in Klammern als Kommentar vermerkt und durch die Initialen der Verfasserin entsprechend gekennzeichnet.

Die Schulleiterin fungierte somit als „Gatekeeper", um den Zugang zum Feld zu erleichtern [vgl. Vogl 2015, 93]. Die Lehrer und die Verfasserin kannten sich vor den Interviews nicht, Herr F. präferierte trotzdem, geduzt zu werden. Die Namen des Schülers bzw. der Schülerin wurden von der Verfasserin geändert.

4.2.1 Probandin 1 (Schülerin)

Das Interview fand am 17.09.2020 im häuslichen Umfeld von Melina (Name geändert) statt. Die Mutter war von Anfang an bei dem Gespräch dabei, der Vater kam später ebenfalls dazu.

Melina ist 12 Jahre alt und besucht die 7. Klasse einer Realschule im Westerwald im nördlichen Rheinland-Pfalz. Sie lebt mit ihren Eltern und der neunjährigen Schwester in einem Dorf mit rund 2.200 Einwohnern. Außer ihr ist niemand in der Familie von der Krankheit betroffen.

Der DMT1 wurde bei ihr mit 7,5 Jahren festgestellt. Sie beschreibt die Symptome Polydipsie und Polyurie [Z. 75f.], den Gewichtsverlust [Z. 73.] und abdominale Schmerzen [Z. 79f.]. Da die Mutter als Arzthelferin über medizinisches Wissen verfügt, führte sie bei ihr einen Blutzuckertest durch, welcher einen Wert von fast 500 mg/dl anzeigte. Diese starke Hyperglykämie veranlasst sie, sofort zu intervenieren [Z. 94-98]. Der anschließende Krankenhausaufenthalt erstreckte sich über 10 Tage und schließt neben der medizinischen Akuthilfe (Infusionstherapie) auch die Initialschulung mit ein. In diesem Setting sieht sich die Familie mit einer Fülle an Informationen konfrontiert, die ab diesem Tag essentiell für die Bewältigung des Alltags mit der Krankheit sind. Neben der Anleitung für die Spritzentherapie enthält die Schulung Gespräche mit einer Ernährungsberaterin [Z. 613-623]. Die Mutter bewertet die Schulung nach dem Interview insgesamt als „äußerst positiv". Gleichzeitig berichtet sie von den Ängsten, die sie als Eltern hatten, nachdem ihre Tochter aus dem Krankenhaus entlassen wurde und die Verantwortung nun bei ihnen liegt [Gedächtnisprotokoll].

Eine genetische Vorbelastung liegt nicht vor [Z.62]. Melina nutzt eine Insulinpumpe und ein FGM-System zur Blutzuckermessung. Im Bezug auf die Schule erzählt die Probandin, dass die Umstellung von Spritzen- auf Pumpentherapie für sie erhebliche Vorteile mit sich gebracht hat. Sie nennt beispielsweise die Unauffälligkeit des Systems [Z.351-353], die Erleichterungen beim Blutzuckermanagement und die Stärkung der Eigenverantwortlichkeit. Sie berichtet von der Diskussion darüber, ob sie alleine mit auf Klassenfahrt fahren darf. Ihre Klassenlehrerin hatte große Bedenken, die durch Gespräche mit den Eltern und der Schulleiterin ausgeräumt werden konnten [Z. 269-312]. Diese unterstützen die Probandin in ihrem Wunsch, ohne Begleitperson an der Fahrt teilnehmen zu können, da sie davon überzeugt sind, dass sie ihren Diabetes im Griff hat.

Abgesehen von dieser Episode, wird die Lehrerin von der Mutter als „sehr engagiert" [Z. 260] beschrieben, wohingegen die Probandin sie als ein „bisschen übervorsichtig" charakterisiert [Z.382].

Im Sportunterricht tauchten zu Beginn der Diagnose einige Schwierigkeiten auf, da es durch die blutzuckersenkende Wirkung von Bewegung zu häufigen Schwankungen des glykämischen Indexes kam, was die Anpassung der Insulinrate nötig machte. Die Mutter beschreibt [Z. 645-654], dass sie in den ersten Wochen mit in die Sportstunden ging, um den richtigen Wert zu ermitteln und dass dies „auch für die Lehrer wichtig" war [Z. 653].

Die Mitschüler reagierten auf ihre Erkrankung unterschiedlich; es gab sowohl „dumme Sprüche" [Z. 248] als auch Kinder, die sich diese Erkrankung wünschten, weil sie die Probandin um Geschenke und Süßigkeiten beneideten, die sie im Krankenhaus bekam.

Bezüglich akuter Stoffwechselentgleisungen schildert sie eine Episode, welche sich an der weiterführenden Schule ereignet hat. Im Unterricht ist bei ihr eine starke Unterzuckerung aufgetreten, welche eine Ohnmacht auslöste. Daraufhin leitete eine Freundin Maßnahmen zur Bekämpfung der Hypoglykämie ein (Saft/Traubenzucker gegeben), nachdem die Probandin wieder das Bewusstsein erlangte. Sie beschreibt den Zustand zum einen als „doof, wenn man sich so scheiße fühlt" [Z.435], andererseits findet sie die Situation „im Nachhinein [...] so lustig" [Z. 440]. Ähnlich kommentiert sie eine weitere Notsituation, welche sich ein paar Jahre zuvor ereignet hatte. Sie schildert die Symptome einer starken Hypoglykämie, wie Schläfrigkeit, Wesensveränderung und Bewusstseinstrübung.

Die Probandin hat mittlerweile aufgrund der Erfahrung und der Unterstützung ihrer Eltern ein sehr gutes Gefühl für die korrekte Einschätzung der KI-Werte [Z.564ff.]. Die Familie hat sich schon immer ausgewogen ernährt, aber nach der Diabetesdiagnose ihrer Tochter ihr Trinkverhalten verändert: Statt Apfelsaft bzw. -schorle kommt nun ausschließlich Wasser auf den Tisch. Durch den Wissenszugewinn bezüglich der Kohlenhydratvorkommen in Lebensmitteln hat die Familie erkannt, dass Wasser der beste (blutzuckerneutrale) Durstlöscher ist. Allerdings empfanden Mutter und Tochter die Ernährungsberaterin in der Diabetesschulung als „sehr streng" [Z. 623]. Diese verbot beispielsweise, Ketchup zu Pommes frites zu essen.

Gegen Ende des Interviews schildert die Mutter kurz die psychischen Belastungen, die die Diagnose, insbesondere in der Anfangszeit, mit sich brachte. Sie konnte beispielsweise eine neue Arbeitsstelle nicht antreten. Die von der Schule geforderte ständige Erreichbarkeit schränkte sie somit sowohl in ihrer Berufsausübung, als auch in der Freizeitgestaltung ein [Z. 660-664].

Der Vater schaltet sich zum Schluss in das Gespräch ein, um die Funktionsweise der Patchpumpe und deren Vorteile zu erläutern. Auch die Formalitäten bezüglich deren Beantragung und die unterschiedliche Vorgehensweise der einzelnen Bundesländer bei der Bewilligung kommen zur Sprache. Außerdem berichtet der Vater, dass Melina einen Schwerbehindertenausweis (50%) mit dem Kennzeichnen „H" (für „hilfsbedürftig") verfügt. Für die Familie bedeutet der damit einhergehende höhere Steuerfreibetrag eine finanzielle Erleichterung.

4.2.2 Proband 2 (Lehrer)

Der zweite Interviewpartner (Herr F.) ist Lehrer an einer Grundschule im Landkreis Neuwied. Er ist 36 Jahre alt und unterrichtete drei Jahre (von 2017-2020) einen an DMT1 erkrankten Jungen. Bei seiner Schule handelt es sich um eine Schwerpunktschule mit Ganztagsangebot. Das Interview fand am 21.09.2020 im Klassenraum von Herrn F. statt.

Er ist ausgebildeter Sport- und Schwimmlehrer. Im Laufe des Gesprächs mutmaßt er, dass ihm die dadurch erworbenen Fähigkeiten im Hinblick auf Unfälle und Notsituationen beim Umgang mit seinem zuckerkranken Schüler geholfen haben. Er vermittelt während des Interviews einen gelassenen und unaufgeregten Eindruck.

Er beschreibt seinen Schüler als introvertiert, höflich und freundlich. Seine kognitive Leistungsfähigkeit ist eher schwach, sodass er nach zwei Jahren auf der Sprachförderschule die zweite Klasse in der Regelschule (bei Herrn F.) wiederholte. Da es, laut

Aussage der Mutter, in der Familie mehrere Personen mit Förderbedarf gibt bzw. gab [Z. 5f.], scheint eine genetische Disposition für diese Leistungsschwäche vorzuliegen.

Der Proband hat seinen Schüler bereits als Diabetiker kennengelernt, somit war es nicht möglich, einen Vergleich im Hinblick auf eine mögliche Verhaltensänderung zu ziehen. Herr F. erzählt, dass er von den Eltern über die Diabeteserkrankung ihres Sohnes in Kenntnis gesetzt wurde. Daraufhin las er sich ein wenig in die Thematik ein, jedoch wurde ihm das meiste Wissen von den Eltern vermittelt. Sie instruierten ihn bezüglich notwendiger Interventionen im Fall von Hypo- oder Hyperglykämie. Dazu erstellten sie eine Liste mit Werten, die eine Maßnahme erforderten. Bei Unterzucker sollte er seinem Schüler beispielsweise, je nach Ausgangswert, eine bestimmte Menge an Saft und/oder Kaubonbons geben. Bei besonders hohen oder niedrigen Werten vereinbarten sie, dass sich Herr F. bei den Eltern meldet. Anfangs waren diese Anrufe recht häufig, aber mit der Zeit verringerten sie sich durch die zunehmende Erfahrung sowie die gesteigerte Eigenständigkeit des Jungen stetig.

Im vierten Schuljahr erhielt der Schüler eine Insulinpumpe sowie einen Sensor zur Ermittlung des Gewebsglukosespiegels. Außerdem unterrichtete ab dem Jahr eine weitere Lehrerin in der Klasse, die ebenfalls an DMT1 litt. Dies brachte für Herrn F. eine zusätzliche Entlastung mit sich, da ab diesem Zeitpunkt die Verantwortung für den Schüler hauptsächlich an seine Kollegin überging [Z.100-103]. Des Weiteren unterrichtete in der Parallelklasse eine Lehrerin, die vor ihrem Studium als Krankenschwester arbeitete. Somit bezeichnet er seine Schule im Hinblick auf medizinisch geschultes Personal zu Recht als „gut aufgestellt" [Z.100]. Diese Kolleginnen unterstützten Herrn F. auch bei der gemeinsamen Klassenfahrt nach Norderney, die völlig komplikationslos verlief. Auch am Sport- und Schwimmunterricht konnte der Schüler problemlos teilnehmen.

Er betont, dass er und seine Kolleginnen den Schüler stets wie alle anderen behandelt haben [Z. 113-115] und dass der Junge auch keine Schwierigkeiten bezüglich der Integration in die Klassengemeinschaft hatte. Er führt das darauf zurück, dass man in der Grundschule „ein breites Spektrum" [Z.191] hat. Die große Heterogenität zeigt sich auch daran, dass es in seiner Klasse weitere chronisch kranke Kinder gibt (Asthma, ADS), sowie Kinder mit Verhaltensauffälligkeiten, mit Sprachproblemen usw. [Z. 201 - 204]. Herr F. fasst es so zusammen: „[.] bei uns hat jeder quasi sein Päckchen zu tragen" [Z. 200].

Auf die Frage, ob vom Nachteilsausgleich Gebrauch gemacht wurde, reagiert er mit einer Gegenfrage: „Welchen Nachteil hat man in der Schule durch Diabetes?" Die Verfasserin konkretisierte daraufhin die Frage und sprach Klassenarbeiten an, für die man bei schlechten Blutzuckerwerten mehr Zeit bekommen könnte. Herr F. erklärt, dass es in seiner Klasse generell so war: „Wenn jemand ein bisschen mehr Zeit brauchte, dann hat er die auch bekommen" [Z.290]. Er führt weiter aus: „Und man hat jedem Kind praktisch seinen Nachteilsausgleich irgendwo gegeben, was aber nicht unbedingt mit der Krankheit zu tun hatte" [Z. 293 ff.]. Daran anschließend konstatiert er, dass der Junge nach Wegfall des Förderstatus in der dritten Klasse genauso „gefördert oder gefordert [wurde], wie jeder andere auch" [Z. 287f.]. Seiner Meinung nach hat der Diabetes ihn in seiner Leistungsfähigkeit nicht beeinträchtigt [vgl. Z. 295f.].

4.2.3 Proband 3 (Schüler)

Beim dritten Gesprächspartner handelt es sich um einen zehnjährigen Jungen namens Martin (Name geändert), der die 4. Klasse einer einzügigen Grundschule im Westerwaldkreis besucht. Das Interview wurde am 23.09.2020 auf Wunsch seiner Mutter in der Wohnung der Verfasserin durchgeführt. Sie und ihr Lebensgefährte waren während des kompletten Gesprächs anwesend. Die Mutter schaltete sich mehrfach ein, um Aussagen ihres Sohnes zu explizieren, da seine Antworten oftmals einsilbig ausfielen.

Martin lebt mit seiner Mutter und seiner drei Jahre älteren Schwester in einer Westerwaldgemeinde mit knapp 1500 Einwohnern. Seine Eltern sind seit mehreren Jahren getrennt, der Vater wohnt in der Nähe. Zu dem Verhältnis zwischen Vater und Sohn wurden keine Angaben gemacht.

Die Mutter ist als Ernährungsberaterin tätig, was den Vorteil hat, dass sie die Zusammensetzung vieler Lebensmittel kennt und weiß, in welchen Kohlenhydrate enthalten sind. Dieses Wissen erleichtert den Alltag. Trotzdem nutzen sie zur Berechnung der Kohlenhydrat-Einheiten unterstützend eine App [vgl. Z. 302f.].

Der DMT1 wurde bei Martin im Alter von sieben Jahren festgestellt. Wie bei Probandin 1 fiel sein enormer Durst auf. Weitere Symptome nennt er nicht, er fühlte sich zum Diagnosezeitpunkt körperlich nicht beeinträchtigt, obwohl bei ihm ein Blutzuckerwert von über 500mg/dl festgestellt wurde [Z.47-51]. Bei dem sich anschließenden 14-

tägigen Krankenhausaufenthalt bekam er zunächst Infusionen, um die Stoffwechsellage zu stabilisieren. Die Initialschulung fand danach in der pädiatrischen Diabetologie des Hospitals statt. Zunächst wurde er in einer Spritzentherapie unterwiesen. Bereits im Krankenhaus begann Martin, sich die Insulinspritzen selbst zu setzen, da er in der Schule nicht auf eine Integrationskraft angewiesen sein wollte [Z.62-65].

Die Reaktionen von Klassenkameraden und den Lehrkräften auf seine Erkrankung fielen unterschiedlich aus: Die Mitschüler hätten am Anfang „schon ein bisschen komisch geguckt" [Z.190], wenn er sich in der Schule spritzen musste. Sein bester Freund hingegen sei regelrecht „geschockt" [Z. 191] gewesen. Aus Furcht, sich bei ihm mit der Krankheit anzustecken, habe er nicht mehr bei ihm übernachten wollen. An das Verhalten der Lehrerin bezüglich der Diagnose konnte sich Martin nicht erinnern [Z. 215]. Seine Mutter berichtete dagegen, dass sie sich „sehr entgegenkommend" [Z.166] gezeigt habe. Die Klassenlehrerin, die zugleich auch die Schulleiterin ist, sorgte dafür, dass alle Kolleginnen an einer vom Krankenhaus organisierten Schulung teilnahmen, um an Sicherheit im Umgang mit Martin und seinem Diabetes zu gewinnen. Die Mutter fasst zusammen: „Das fand ich toll von den Lehrern" [Z. 171].

Ungefähr ein Jahr nach Diabetesmanifestation erhielt Martin eine Insulinpumpe. Ebenso wie Probandin 1 entschied er sich für einen Omnipod® der US-amerikanischen Firma Insulet. Seine Mutter erzählt, dass die Bewilligung der Pumpe durch die Krankenkasse eine Herausforderung darstellte, was dadurch gelöst wurde, dass das Fachpersonal der behandelnden Diabetologie den Antrag mit Gutachten unterstützte.

Martin benötigt nach eigenen Angaben keine Hilfe bei der Bedienung der Pumpe. Auch den turnusmäßigen Wechsel bewältigt er allein [Z. 122-135]. Neben dem Pod nutzt er zur Glukosemessung ein FGM-System. Der Schulsport stellt für ihn kein Problem dar. Er hat herausgefunden, mit welchem Blutzuckerwert er in die Stunde gehen muss, um eine stabile Stoffwechsellage zu gewährleisten [Z.388]. Das Fußballspielen im Verein hat er allerdings aufgegeben, weil sein „Wert immer hoch und runter gegangen ist" [Z.353f.]. Sein Vater hat sich schließlich dagegen ausgesprochen, den Sport weiter zu betreiben.

In der Schulzeit ist es bisher nicht zu gravierenden Stoffwechselentgleisungen gekommen. Allerdings kommen Hypoglykämien öfters vor, sodass Martin auf die Notfallbox im Lehrerzimmer zugreifen muss. Sie enthält Lebensmittel wie Traubenzucker und

Reiswaffeln. Er berichtet, dass er die Anzeichen erkennt und dann dementsprechend handelt.

Zuhause gab es hingegen mehrere Episoden, in denen eine starke Unterzuckerung auftrat [Z. 402-407]. Da dies einmal einige Tage vor der geplanten Klassenfahrt an die Nordsee passierte, entschloss sich die Mutter, nach Rücksprache mit der Klassenlehrerin, ebenfalls dorthin zu reisen. Sie wohnte in einem anderen Ort, der nur 10 Minuten von der Unterkunft der Schulklasse entfernt war, was sowohl sie als auch die Lehrerin „ein bisschen beruhigte" [Z.147]. Sie musste nachts einmal eingreifen, nachdem der Blutzuckersensor die Lehrerin wegen einer Hyperglykämie alarmierte. Telefonisch erteilte sie ihr Anweisungen, wie die Insulinpumpe zu bedienen ist, da Martin schwer erweckbar war und er sich das Insulin deshalb nicht alleine verabreichen konnte.

Die Mutter schildert im Anschluss an diese Gegebenheit, dass sie sehr froh über die Erleichterung ist, die der Blutzuckersensor mit der Alarmierung im Notfall mit sich bringt. Insbesondere nachts bestanden große Ängste wegen einer möglichen unbemerkten Stoffwechselentgleisung, die schwere Komplikationen nach sich ziehen kann („Aber es war halt immer ein Risiko, weil der kann ja nachts auch wirklich mal runter knallen und es kriegt keiner mit und da hast du als Mama schon dauernd den Gedanken: Wacht er mir morgens wieder auf?) [Z.484-487].

4.2.4 Probandin 4 (Lehrerin)

Das vierte Interview wurde am 25.09.2020 im Büro der Probandin aufgezeichnet. Frau M. ist 45 Jahre alt und seit 2011 Lehrerin und Schulleiterin an der Schule, welche Proband 3 (Martin) gegenwärtig besucht.

Ihren von DMT1 betroffenen Schüler unterrichtete sie vier Jahre. Er wiederholt zurzeit die 4. Klasse. Sie beschreibt ihn als „schmal, sportlich und quirlig" [Z.6], aber auch als einen Jungen, der sich „immer mal wieder" zurückzieht [Z. 7]. Es fällt ihm schwer, sich an Regeln zu halten, auch im Hinblick auf seinen Diabetes. Dies begründet Frau M. damit, dass es häufig vorkam, dass Martin seine Pausenbrote im Mülleimer oder auf dem Schulhof entsorgte, um zu vermeiden, dass seine Mutter oder die Lehrerin merken, dass er sein Frühstück nicht gegessen hat. Im Gegensatz dazu nahm er z.B. ungeplant Birnen vom Schulobst zu sich, ohne darauf zu achten, diesen Snack mit

Insulin auszugleichen [Z. 14ff]. Sie bedauert, dass er in diesen Situationen nicht ehrlich war und dass diese oftmals dazu geführt haben, dass er unter- oder überzuckert war („Das war halt ständig Thema hier") [Z. 12, 17]. Trotzdem betont sie, dass sie „einen ganz guten Draht zueinander" haben [Z. 20, 31f.], was auch daraus resultiert, dass Frau M. die zentrale Ansprechpartnerin sowohl für ihren Schüler als auch für ihr Kollegium im Bezug auf Hilfestellungen beim Diabetesmanagement ist [Z. 54f., 542-551]. Sie erzählt, dass Martin hinsichtlich der Organisation seines Equipments und des Handlings sehr zuverlässig und eigenständig ist, es allerdings an der Umsetzung seiner „Spielregeln" hapert [Z. 454-461]. Sie beklagt, dass er „viel an sich ausprobiert" [Z. 460f.]. Sie erläutert dazu eine Episode aus dem letzten Schuljahr, als sie mit ihm auf dem Weg zur Klassenfahrt war. Bereits im Zug nahm er immer wieder Süßigkeiten zu sich, korrigierte dann den Blutzuckerspiegel und wiederholte den Vorgang: „Der war total maßlos und hat dann immer gespritzt und hat wirklich damit gespielt, [...] ohne sich selbst, seinen Körper und die Krankheit ernst zu nehmen" [Z. 302-304]. Sie reagierte darauf, indem sie ankündigte, ihn nach Hause zu schicken, wenn er es weiterhin übertreibt, was schließlich fruchtete. Das heimliche Essen von Süßem ist auch zu Hause ein Thema, da die Mutter Süßigkeitenverpackungen hinter seinem Bett gefunden hat [Z. 310f.].

Frau M. macht es Sorgen, dass ihr Schüler nach ihrer Auffassung zu wenig Unterstützung seitens der Eltern erfährt. In Kapitel 5 werden dieser Punkt und die sich daraus ergebenden Konsequenzen ausführlich betrachtet.

Die Lehrerin berichtet ausführlich von der Art und Weise, wie sie sich mit dem Thema Diabetes auseinandersetzte, nachdem sie von der Krankheit ihres Schülers erfuhr. Zum einen konnte sie auf Vorerfahrungen zurückgreifen, da sie bereits Jahre zuvor mit einer Kollegin, welche Diabetikerin war, eine Klasse leitete, in der ein Kind von DMT1 betroffen war. Zum anderen informierte sie sich aus Büchern und schwerpunktmäßig durch eine Schulung, welche von einer Fachkraft der Kinderklinik, in der Martin behandelt wurde, durchgeführt wurde. Diese ca. zweistündige [Z.124] Schulung wurde von ihr für „sehr, sehr gut[.]" [Z. 21] befunden. Das komplette Kollegium inklusive der Betreuungskräfte nahm daran teil, was viele Unsicherheiten nehmen konnte. Sie stellt heraus, dass es insbesondere sehr hilfreich war, eine Spritze aufziehen zu müssen und zu üben, wie man sie verabreicht. Um dies zu simulieren, wurde ein Schwamm zu Hilfe genommen [Z.21-31]. Die kompetente Anleitung durch die Fachkraft hat dazu geführt, dass sie im Notfall „alle bereit gewesen [wären]" [Z. 552].

5 Diskussion der Ergebnisse

Die Interviews bieten eine Fülle von Ansätzen zur Auswertung. Insbesondere die Aussagen von Probandin 1 und Proband 3 (Schüler) sowie von Proband 2 und Probandin 4 (Lehrer) lassen sich gut vergleichen. Eine Besonderheit besteht bei der Interpretation der Antworten hinsichtlich Proband 3 (Martin), da zu ihm die eigenen Aussagen, die der Mutter und die seiner Lehrerin, Probandin 4 (Frau M.), vorliegen. Es ist aufschlussreich, diesen Fall aus mehreren Perspektiven zu betrachten, da die Protagonisten manche Sachverhalte bzw. Vorkommnisse unterschiedlich bewerten oder sie nicht thematisieren. Die Tatsache, dass Martin die 4. Klasse wiederholt, wurde von ihm und der Mutter beispielsweise nicht angesprochen.

5.1 Limitationen der Arbeit

Einleitend ist festzustellen, dass vier Probanden zu wenige sind, um allgemein gültige Aussagen aus der Untersuchung abzuleiten. Die Kernaussagen der Probanden konnten aber verglichen und so Ähnlichkeiten und Unterschiede in Bezug auf ihre Lebensqualität im schulischen Umfeld herausgearbeitet werden. Im Rahmen dieser Arbeit war es ausreichend, vier Probanden zu befragen. Würde diese Arbeit fortgesetzt werden, müssten deutlich mehr Probanden mit einer größeren Altersvariation interviewt werden.

Fragen zum Gesundheitszustand, die über das schulische Leben hinaus gehen, sind datenschutzrechtlich bedenklich und wurden daher nicht gestellt. Würde man die Befragung in einem anderen Setting, wie einer großen randomisierten Studie, vornehmen, wäre es möglich, weitergehende Fragestellungen aufzunehmen. Exemplarisch sei an dieser Stelle die Frage nach weiteren Autoimmunerkrankungen genannt, da Diabetespatienten ein höheres Risiko haben, daran zu erkranken (vgl. Kap. 2.5). Außerdem könnte man in Erfahrung bringen, ob die Geschwister der DMT1-Patienten untersucht werden oder wurden, um eine Diabetes-Erkrankung bei ihnen auszuschließen bzw. früh zu erkennen. Die Geschwister haben ein höheres Erkrankungsrisiko als beispielsweise die Eltern (vgl. Kap. 2.2.1). Aus diesem Grund wäre es ebenfalls von Interesse, diesen Sachverhalt zu klären.

5.2 Ernährung im Rahmen einer Diabetes-Erkrankung

Der Themenkomplex „Ernährung und Diabetes" wurde bislang mehrfach tangiert, aber nicht hinreichend erläutert. Anhand der Aussagen der Probanden aus den Interviews soll das an dieser Stelle vertieft werden.

Zu der Initialschulung im Krankenhaus nach der Diagnose gehört die Wissensvermittlung über Nahrungsmittel, insbesondere über die Kohlenhydratgehalte und deren Wirksamkeit auf den glykämischen Index. Die Patienten und deren Eltern müssen lernen, welche Lebensmittel den Blutzuckerspiegel beeinflussen und wie die Insulindosis darauf abzustimmen ist.

Generell gibt es für Kinder und Jugendliche mit DMT1 keine Diabetes-Diät; im Gegensatz zu veralteten Therapieansätzen ist heute ein völliger Verzicht z.B. auf Süßigkeiten nicht angezeigt. Durch die Vorteile der ICT bzw. SuP (vgl. Kap. 2.4.2 ff.) kann ein Blutzuckeranstieg durch die Abgabe eines Bolus korrigiert werden. Allerdings gilt hier: „Der Verzehr größerer Mengen hochkonzentrierter Zuckerwaren oder zuckerhaltiger Getränke und der plötzliche starke Blutglucoseanstieg stellt auch heute noch eine nicht befriedigende Situation [...] dar" [Danne und Sadeghian in: Reinehr et al. 2012, 256]. Über allem steht das Motto: „Alles in Maßen, aber nicht in Massen" [vgl. Probandin 4, Z. 307f.]. Probandin 4 und die Mutter von Proband 3 berichten von heimlichem Essen, versteckten leeren Süßigkeitenverpackungen und weggeworfenen Pausenbroten. Diese Verhaltensweisen beeinflussen die Stoffwechseleinstellung immens und sprechen nicht für ein konsequentes Therapiemanagement. Da Proband 3 unter häufigen Hypoglykämien leidet, wirken sich diese Nachlässigkeiten bereits aus. Inwiefern diese defizitäre Einstellung mit kindlichem Verhalten oder mit mangelnder Unterstützung seitens der Eltern begründet werden kann (wie sie von Probandin 4 angedeutet wird), vermag die Verfasserin nicht zu beurteilen. Bartus und Holder [2015, 45] geben allerdings die Einschätzung ab, dass „eine verlässliche Selbstbehandlung vor dem 12. Lebensjahr nicht zu erwarten [ist]." Die Mutter hat als Ernährungsberaterin das benötigte Fachwissen, um die korrekte Einschätzung der Kohlenhydrate in den Mahlzeiten einzuschätzen. Sie bestätigt die Aussage der Lehrerin, dass ihr Sohn die technische Komponente (Blutzucker messen, Werte berechnen, Geräte bedienen) alleine bewältigt, allerdings offenbaren die Blutzuckerschwankungen Probleme bei der Umsetzung der Maßnahmen und „Einhaltung der Spielregeln" [vgl. Probandin 4, Z.10f.].

Die Ernährung sollte auf die aktuelle Wachstumsphase, den persönlichen Energiebedarf, das Maß an körperlicher Aktivität, familiäre Gewohnheiten und auch individuelle Vorlieben des Kindes abgestimmt sein [vgl. Danne und Sadeghian in: Reinehr 2012, 254]. Schließlich nutzt der beste Ernährungsplan nichts, wenn er hauptsächlich Lebensmittel enthält, die vom Kind abgelehnt werden. Vielmehr sollte Essen mit etwas Erfreulichem assoziiert werden. Es ist wichtig für die Ernährungsberatung von DMT1-Patienten, dass geeignete Ernährungsweisen gestärkt werden, um Essstörungen und Übergewicht vorzubeugen. Fritsche [in: Biesalski et al. 2018, 660] nennt in diesem Zusammenhang drei ausgewogene Hauptmahlzeiten sowie „ggf. gesunde Zwischenmahlzeiten (Obst, Gemüse, Rohkost)" pro Tag. Letztlich gilt diese Ernährungsempfehlung für alle Heranwachsenden. Deshalb enthält die aktuelle Praxisempfehlung der DDG für die Behandlung von pädiatrischen DMT1-Patienten [Haak et al. 2019, 157] folgenden Passus: „Ernährungsempfehlungen sollten alle Nahrungskomponenten und deren Anteil an der täglichen Energiezufuhr umfassen", wobei auf die aktuellen Leitlinien der Deutschen Gesellschaft für Ernährung (DGE) verwiesen wird, die für alle Kinder Gültigkeit besitzen.

Die Probanden 1 und 3 bzw. deren Mütter schilderten in den Interviews von den anfänglichen Schwierigkeiten bei der Kohlenhydratplanung[17] einschließlich dem Wiegen der Nahrungsmittel [vgl. Interview Probandin 1, Z. 46-58; Proband 3, 325-333]. Mit der Zeit und der gesammelten Erfahrung gelingt es den Beteiligten immer besser, die Mengen richtig einzuschätzen, sodass es unproblematisch ist, bei Freunden, im Restaurant und auch auf Ausflügen und Klassenfahrten ohne elterliche Hilfe zu essen. Dieser Punkt ist für die soziale Entwicklung der Kinder wichtig und sollte daher nicht unterschätzt werden.

Probandin 4 berichtet im Interview von weggeworfenen Pausenbroten [vgl. Kap. 4.2.2]. Ein möglicher Grund kann sein, dass dem Schüler das mitgegebene Essen nicht schmeckt, ein weiterer, dass er schlicht keinen Hunger hat. Dies deutet er im Gespräch an [Z. 182f.]. Allerdings kommt es vor, dass er statt seines vorbereiteten Frühstücks lieber große Mengen Schulobst verzehrt, was eher dafür spricht, dass ihm sein Essen nicht zusagt. Problematisch daran ist, dass er die nötige Insulinmenge, die von der ursprünglich benötigten abweicht, nicht zuführt, was unweigerlich Blutzuckerschwankungen mit sich bringt. An dieser Stelle wird deutlich, dass für Kinder mit DMT1 die Art

---

[17] Fritsche [in Biesalski et al. 2018, 657] definiert den Begriff wie folgt: „Kohlenhydratplanung bedeutet, dass die Menge an Kohlenhydraten einer Mahlzeit abgeschätzt werden muss, um die richtige Insulindosis (kurz wirksames Insulin zu den Mahlzeiten) zu injizieren."

und der Zeitpunkt der Nahrungsaufnahme besser geplant werden muss und eine weit-
aus größere Rolle spielt als bei Stoffwechselgesunden. In der Schule ist deshalb, insbesondere bei nachlässigen Schülern, ein genaueres Hinsehen in Bezug auf die Nahrungsaufnahme und Bolusabgabe hilfreich, wobei die Lehrkräfte nicht dazu verpflichtet
sind. Probandin 4 erzählt, dass sie dies zwar versucht hat, es aber nicht immer gelang
[Z. 404-408]. Herr F.(Proband 2) hingegen hatte einen in dieser Hinsicht unproblema-
tischen Schüler, sodass er nur in der Anfangszeit „aufpassen und […] mitdenken" [Z.
116f.] musste.

Sondersituationen im Schulalltag (Ausflüge, Geburtstage) gehen oft mit einem höheren Süßigkeitenkonsum einher. Die Probanden berichten zu diesem Thema, dass sie,
wie zu Beginn des Kapitels erläutert, keine zuckerfreien Alternativen benötigen, sondern ebenfalls Kuchen oder andere Naschereien essen dürfen, solange sie es nicht
übertreiben. Die entsprechenden Kohlenhydrat-Einheiten müssen abgeschätzt und
gebolt werden, was den Kindern mit zunehmender Erfahrung auch ohne Hilfe grundsätzlich gelingt [vgl. Probandin 1, Z. 561 ff.].

Die Schule von Proband 3 nimmt an dem Projekt „zuckerfreier Vormittag" teil, sodass
sich für Martin in dieser Hinsicht keine Besonderheiten ergaben. Umgekehrt musste
seinen Mitschülern erklärt werden, warum es ihm bei Unterzucker erlaubt war, in der
Schule Süßigkeiten zu essen. Die Klassenlehrerin thematisierte dies frühzeitig, sodass
sich im Folgenden keiner ungerecht behandelt fühlte [vgl. Probandin 4, Z. 135 ff.].

5.3 Bewertung des Einflusses auf den Schulalltag aus Sicht der Be-
troffenen

Proband 2 (Herr F.) hat seinen Schüler bereits als Diabetes-Patient kennengelernt,
sodass es ihm (im Gegensatz zu Probandin 4) nicht möglich war einzuschätzen, ob
sich sein Verhalten und/oder seine Leistungen nach der Manifestation geändert haben.

Probandin 1 und Proband 3 können von den Symptomen, der Diagnosestellung und
ihrer Zeit im Krankenhaus berichten. Während Melina auch über länger andauernde
Beschwerden wie Bauchschmerzen, Gewichtsverlust und Unwohlsein klagte, bis der
Diabetes festgestellt wurde, hatte Martin „nur" unter den typischen Symptomen (großer
Durst und häufiges Wasserlassen) zu leiden. Beide Kinder waren sieben Jahre alt, als
sich die Krankheit manifestierte. Das aktuelle Befinden bewertet Probandin 1   (Melina) als „ganz gut" [Z. 12], allerdings räumt sie ein, dass mit dem Einsetzen der

Pubertät Schwierigkeiten bezüglich der Blutzuckereinstellungen auftreten [Z. 16-18]. Außerdem gibt sie zu, dass manche Schwankungen auf Versäumnisse ihrerseits zurückzuführen sind. Hier benennt sie als Beispiel, die Insulinabgabe zum Frühstück in der Schule zu vergessen [Z. 23f.]. Proband 3 (Martin) bezeichnet seinen gegenwertigen Gesundheitszustand als „relativ gut" [Z. 12] und seinen Diabetes als gut eingestellt [Z. 14-16], relativiert die Aussagen aber unmittelbar danach: In der Nacht und in der Schule habe er „manchmal" Unterzucker [Z.20f.]. Seine Lehrerin kommt bezüglich der Quantität der Hypoglykämien in der Schule zu einem anderen Schluss: „Das war [.] ständig Thema hier" [Z. 17]. Momentan kommen nächtliche Unterzuckerungen häufiger vor, sodass der Nachtschlaf stark eingeschränkt ist, was zu Fehltagen in der Schule führt [Proband 3, Z. 226 ff.; Probandin 4, Z. 445f.]. Die Mutter berichtet von Wochen, in denen nur eine Nacht durchgeschlafen werden konnte, wodurch ihr Sohn mit Konzentrationseinbußen im Unterricht zu kämpfen hatte. Probandin 4 bestätigt das, verneint aber die Frage der Verfasserin, ob dies der Grund für die Wiederholung des 4. Schuljahres ist. Frau M. ist der Ansicht, dass ihr Schüler bereits im ersten Schuljahr Schwierigkeiten mit der Umsetzung von Regeln sowie im Arbeitsverhalten hatte. Sie hätte sich seitens der Eltern „mehr Unterstützung gewünscht" [Z. 339] und stellt fest, „er hätte ein bisschen mehr mit an die Hand genommen werden müssen" [Z. 362].

Hier lässt sich eine Parallele ziehen zu der mangelhaften Mithilfe bei der alltäglichen Behandlung. Frau M. macht es Sorgen, dass ihr Schüler nach ihrer Auffassung zu wenig Mitarbeit seitens der Eltern erfährt. Im Anschluss an das Interview [Gedächtnisprotokoll] spricht sie davon, dass seine Mutter aus privaten Gründen öfters tage- oder gar wochenlang verreist sei. In dieser Zeit sei Martin bei seinen Großeltern untergebracht, die mit der adäquaten Betreuung aber überfordert seien. Zu seinem Vater hat er wenig Kontakt. Er hat wieder geheiratet und ist kürzlich erneut Vater geworden. Diese Faktoren können zu psychosozialen Belastungen gezählt werden, die große Auswirkungen auf den Umgang mit der Erkrankung haben. Danne und Kollegen [2015, 407] schreiben diesbezüglich, dass „signifikante Assoziationen zwischen der Häufung belastender Lebensereignisse [..] und unbefriedigende Stoffwechseleinstellungen bei Kindern [..] mit Typ-1-Diabetes nachgewiesen [wurden]". Die Therapiemitarbeit leidet unter der diskontinuierlichen Begleitung der Sorgeberechtigten. Nach heutiger Auffassung sollte die Selbstständigkeit der Kinder zwar gefördert werden, die **alleinige** Therapieverantwortlichkeit aber keinesfalls zu früh an sie delegiert werden. In der Literatur finden sich übereinstimmende Aussagen, wonach Schulkinder definitiv mit dieser

Aufgabe überfordert sind[18]. Möglicherweise ist die Mutter als hauptverantwortliche Betreuungsperson in einer problematischen Lebenssituation, in der es ihr schwer fällt, Beruf, Kindererziehung und Partnerschaft zu vereinbaren. Die Betreuung eines chronisch kranken Kindes stellt zusätzlich hohe Erwartungen an die physische und psychische Belastbarkeit der Mutter. Hier wäre es sinnvoll, psychologische Beratung in Anspruch zu nehmen, wie sie beispielsweise das Delfin-Programm bietet. Dieses ist ein Elterntraining zum DMT1, das Eltern unterstützen kann, „eine konsequente Erziehungsstrategie mit einer positiven Eltern-Kind-Beziehung zu verbinden" [Danne et al. 2015, 422]. Reichen diese Maßnahmen nicht aus, sollte über eine psychotherapeutische Behandlung nachgedacht werden.

Im Gegensatz zu Martin erzählt Melina von der großen Unterstützung, die sie von ihren Eltern von Anfang an erfahren hat: Die Mutter war nach der Diagnose oft in der Schule, besonders im Sportunterricht, dabei, um bei der Messung und dem Spritzen zu assistieren. Ihr Vater kümmerte sich um die schnelle Beantragung der Pumpe, da ihr das Spritzen „in der Schule meistens unangenehm war" [Z. 171]. Auch die Nutzung der sensorgestützten Glukosemessung bringt Erleichterungen mit sich, da in der Schule nicht mehr „blutig" gemessen werden muss, was ebenfalls Aufmerksamkeit seitens der Mitschüler auf sich zieht. Auch die Mutter von Martin berichtet, dass sie so früh wie möglich eine Insulinpumpe ohne Katheter beantragten, da diese die Bewegungsfreiheit am wenigsten einschränkt [Z.114f.]. Melina lobt ihre Eltern während des Gesprächs mehrfach („Der Papa war da immer sehr toll" [Z. 144], „Mama und Papa haben mir viel geholfen" [Z. 170]. Während meiner Anwesenheit ließ sie sich von ihren Eltern beim Setzen eines neuen Pods helfen. Martin benötigt nach eigenen Angaben keine Hilfe bei der Bedienung und beim Wechsel der Pumpe. Im Gegensatz zu Melina schien es ihn nicht zu stören, sich bei Messung und Spritzen ein wenig zu exponieren. So berichtet seine Lehrerin, dass er bei Stillarbeitsphasen häufig nicht unbedingt notwendige Messungen im Unterricht vorgenommen habe, auch, um das Arbeiten aufzuschieben [Z. 153-155]. Weiterhin mutmaßt sie, dass er sich die Spritzen gerne vor den anderen Kindern gesetzt hätte („Martin ist schon ein kleiner Darsteller") [Z. 213f.].

---

[18] Danne et al.[2015, 403] konstatieren: „Ausgesprochen ungünstig ist es, wenn Eltern ihren Kindern zu früh zu viel Verantwortung einräumen und sie mit der schwierigen Lebensaufgabe Diabetes allein lassen". Hürter et al. [2016, 350] konkretisieren diese Aussage und stellen fest, dass „10-12Jährige immer mit der alleinigen Verantwortung für ihre Behandlung überfordert sind". Bartus und Holder [2015, 109] zitieren eine aktuelle Studie, die zu dem Ergebnis gelangt: „Je mehr und länger sich Eltern um den Diabetes der Jugendlichen kümmerten, umso besser verlief die Diabeteseinstellung".

Probandin 1 und Proband 2 berichten übereinstimmend, dass sich mit zunehmendem Alter auch die Selbstständigkeit in Bezug auf das Diabetesmanagement erhöhte [Probandin 1, Z. 564 ff.; Proband 2, Z. 22f.). Proband 3 zeigte sich in dieser Hinsicht bereits kurz nach der Diagnose als kompetent [vgl. Proband 3, Z. 62 ff.]. Probandin 4 bestätigt dies mit Einschränkungen [Z. 437 und 454 ff.]. In der Praxis bedeutet es, dass die Schüler mit zunehmendem Alter weniger Hilfestellung seitens der Lehrkräfte benötigen.

In Bezug auf die Reaktionen der Mitschüler ist es wichtig, diese ab Bekanntwerden der Diagnose einzubinden, um zu verhindern, dass das erkrankte Kind in eine Außenseiterrolle gedrängt wird. Das gelingt, indem ihnen altersadäquat ein Überblick über die Besonderheiten, die die Krankheit mit sich bringt, erläutert wird (vgl. Kapitel 3). Dies scheint bei allen Probanden gut gelungen zu sein, da keiner von Diskriminierung im schulischen Umfeld aufgrund des Diabetes berichten kann.

Sondersituationen wie Klassenfahrten oder Ausflüge erfordern von den Beteiligten eine besonders gute Vorbereitung, da diese vom Alltag abweichen und es zu unregelmäßigen Mahlzeiten oder ungewohnter Bewegung (z.B. bei Wandertagen) kommen kann. Zusätzlich kommt bei manchen Kindern eine gewisse Aufregung wegen der Trennung von den Eltern und der damit wegfallenden Absicherung hinzu. Es bietet sich an, dass die Lehrkräfte mit den Eltern währenddessen in Kontakt stehen. Dies kann in vielfältiger Weise geschehen. Es kann ausreichend sein, abends ein Foto mit den tagsüber gemessenen Blutzuckerwerten an die Eltern zu senden. Andere wünschen ein tägliches Telefonat. Hier muss individuell entschieden werden, welche Methode angewendet wird. Im Vordergrund sollte das Wohlergehen des Kindes stehen.

Während die Klassenfahrt von Proband 2 völlig komplikationslos verlief, gab es bei Probandin 1 und Proband 3 im Vorhinein Diskussionen. Die Klassenlehrerin hatte offensichtlich Bedenken, die Verantwortung für ihre an Diabetes erkrankte Schülerin für 24 Stunden am Tag zu übernehmen. Sie traute es ihr nicht zu, das Therapiemanagement alleine schultern zu können. Diese Vorbehalte konnten schließlich in einem Gespräch zwischen Eltern, Schulleiterin und Lehrerin ausgeräumt werden. Hilfreich war in diesem Zusammenhang sicherlich, dass die Eltern versicherten, rund um die Uhr erreichbar zu sein und bei Schwierigkeiten sofort zu kommen, da die Jugendherberge nur 25 Autominuten von ihrem Wohnort entfernt war.

Dies wäre der Mutter von Proband 3 nicht möglich gewesen, da dessen Klasse nach Norderney fuhr. Die Mutter bot der Lehrerin an, spontan dort Urlaub zu machen, sodass sie ebenfalls innerhalb kürzester Zeit hätte da sein können (vgl. Interview Proband 3). Bei Martin trat tatsächlich eines Nachts eine Komplikation auf, bei der Frau M. intervenieren musste. Sie ließ sich von der Mutter telefonisch anleiten und bestand nicht auf ihr Kommen, was dafür spricht, dass sie sich kompetent im Umgang mit ihrem Schüler fühlte.

Allen Kindern war es letztlich möglich, an der Klassenfahrt im 4. Schuljahr teilzunehmen, was ein wichtiger Meilenstein für die soziale Entwicklung, die Förderung des Selbstvertrauens und der Selbstständigkeit ist.

Treten in der Schule Akutkomplikationen (i.d.R. Unterzuckerungen) auf, muss die Lehrkraft genau wissen, was zu tun ist. Die Probanden hatten ihre „Notfall-Kohlenhydrate" in der Schule deponiert, teils im Klassenraum (Proband 2), teils im Lehrerzimmer (Proband 3). Alle Probanden berichteten davon, dass für den Fall einer schweren Hypoglykämie eine Glukagonspritze in der Schule deponiert war, die jedoch bei keinem eingesetzt werden musste.

Bei Melina trat in der 6. Klasse im Unterricht eine schwere Unterzuckerung mit Bewusstlosigkeit auf, die von einer Freundin bemerkt wurde. Sie machte die Lehrerin darauf aufmerksam, die reagierte, indem sie das Mädchen aufforderte, Melinas Sensor zu scannen, um ihren Wert zu bestimmen. Sie konnten Melina durch Schütteln aus ihrer Ohnmacht erwecken und ihr Saft zu trinken geben. Sie erholte sich wieder. In diesem Fall muss man sagen, dass die Lehrkraft sich nicht an das Notfall-Schema gehalten hat, welches von der DDG [2018, s. Anhang] vertreten wird. Dieses sieht bei einer Hypoglykämie mit Bewusstlosigkeit vor, sofort den Notarzt zu verständigen, den Patient in die stabile Seitenlage zu bringen und Glukagon zu spritzen. Bei Melina waren die abweichenden Maßnahmen ausreichend, was möglicherweise damit zusammenhängt, dass sie sich von Unterzuckerungen vergleichsweise rasch erholt [vgl. hierzu die Aussagen der Mutter, Interview Probandin 1, Z.496-500]. Bei einem anderen Kind hätte es hingegen passieren können, dass es durch die massive Hypoglykämie (Messgerät konnte keinen Wert mehr ermitteln, vgl. [Z. 422]) einen gesundheitlichen Schaden erleidet. Bartus und Holder [2015, 87] schreiben hierzu, dass „bei lang anhaltender schwerer Unterzuckerung [.] ein bleibendes neurokognitives Defizit nicht auszuschließen [ist]". Hier stellt sich die Frage, ob die Fachlehrerin ausreichend über die Anzeichen dieser Komplikation und deren adäquate Behandlung informiert wurde oder ob sie die Lage schlichtweg falsch eingeschätzt hat. An dieser Stelle muss betont werden, dass es unumgänglich ist, das Lehrpersonal über die Krankheit und mögliche Komplikationen ins Bild zu setzen. Dies mag an Grundschulen, bei denen die Kinder oft ausschließlich von dem Klassenlehrer unterrichtet werden, ein geringeres Problem sein als an einer weiterführenden Schule mit wechselndem Lehrpersonal. Dies darf aber keine Entschuldigung für versäumte oder unzureichende Aufklärung sein.

Die Reaktion von Melina auf diese recht dramatische Episode mag verwunderlich erscheinen, da sie diese als „lustig" [Z. 405, 431] bezeichnet. Dies kann damit erklärt werden, dass sich die Patienten bei schweren Hypoglykämien oftmals seltsam verhalten [vgl. Kap. 2.5, S.20, Interview Probandin 1, Z.491] und sich später nicht mehr daran erinnern können. Gerade für Heranwachsende in der Pubertät stellt es eine große psychische Belastung dar, in diesen Momenten keine Kontrolle über sich und das Benehmen in der Öffentlichkeit zu haben und dass die Freunde dem Betroffenen erzählen müssen, was passiert ist. Da sich die Patienten, im konkreten Fall Melina, mit diesem Verhalten nicht identifizieren können, wird die Episode als „lustig" abgetan. Ein weiterer Grund, diese herunterzuspielen, mag darin begründet sein, dass „Jugendliche mehr Wert auf Diskretion" [Bartus, Holder 2015, 94] im Zusammenhang mit ihrem Diabetes legen, was mit „einer Art soziale[r] Scham und mit dem Wunsch, nicht aufzufallen" [ebd.] einhergeht.

Der Nachteilsausgleich war sowohl für Herrn F. als auch für Frau M. kein vordergründiges Thema. Es wurde implizit davon Gebrauch gemacht, ohne die besonderen Belange der zuckerkranken Kinder in den Vordergrund zu rücken. Die Frage von Proband 2 („Welchen Nachteil hat man in der Schule durch Diabetes?" [Z. 279]) kann in zwei Richtungen interpretiert werden: Entweder beeinträchtigte die Krankheit seinen Schüler tatsächlich so wenig, dass kein Nachteilsausgleich erforderlich war, oder sein Verständnis von Inklusion geht so weit, dass er unbewusst geeignete Maßnahmen ergriffen hat. Probandin 4 wirkt im Interview auf die Frage nach dem Nachteilsausgleich ein wenig zerknirscht („Oh, da hätten wir auch mal Konferenz zu halten können [Z. 493f.]). Im weiteren Verlauf zeigt sich aber, dass auch sie bzw. ihre Kollegin implizit von Erleichterungen für ihren Schüler Gebrauch machen (z.B. differenzierte Klassenarbeit).

Wie stark die Krankheit den Schulalltag von Kindern und Lehrern beeinflusst, kann aufgrund von multifaktoriellen Größen, die subjektiv wahrgenommen werden, nicht allgemein beschrieben werden. Daher wird an dieser Stelle der Versuch unternommen, die einflussnehmenden Faktoren aufzuschlüsseln.

Lehrersicht

Wie Lehrer mit der Diagnose Diabetes umgehen, scheint von mehreren Dingen abhängig zu sein: Zum einen spielt die eigene charakterliche Prägung eine Rolle. Lehrer, die eher ängstlich oder sorgenvoll sind, haben größere Bedenken als solche, die eher positiv und entspannt auf neue Herausforderungen reagieren. Zum anderen ist es von Bedeutung, welche Informationen der Lehrkraft auf welche Art und Weise vermittelt werden. Es ist von den Beteiligten individuell zu entscheiden, ob eine professionelle Schulung zur Aufklärung gewünscht wird oder ob es ausreicht, ein Gespräch mit den Eltern zu führen. Zu viele und detaillierte Informationen können kontraproduktiv sein; sie können den Eindruck entstehen lassen, dass das Kind weniger belastbar sei und ständige Aufmerksamkeit brauche [vgl. Hürter et al. 2016, 345]. In jedem Fall sollte das Wissen sachlich und klar vermittelt werden.

Es ist für die Lehrkraft außerdem wichtig, wie der Schüler selbst mit seiner Krankheit umgeht und seine Therapie handhabt. Hier entsteht eine Wechselwirkung zwischen Schüler und Lehrer. Ein übervorsichtiger Lehrer kann seinen Schüler verunsichern, ebenso kann ein Schüler, der seine Krankheit souverän beherrscht, dem Lehrer Sicherheit vermitteln und umgekehrt. Nicht zuletzt spielt es natürlich auch eine Rolle, wie gut die Stoffwechseleinstellung des Schülers ist. Wenn ein Kind gut eingestellt ist und daher wenige Probleme im Alltag auftreten, ist es umso einfacher, den Diabetes nicht in den Vordergrund treten zu lassen. Hier kann man als Beispiel den Schüler von Proband 2 anführen.

Schülersicht

Die Einflussgrößen auf den Umgang mit Diabetes aus Sicht eines betroffenen Schülers sind ebenfalls vielfältig. Der Grad an Unterstützung des sozialen Netzes, zu der die Familie und Freunde gehören, ist von besonderer Bedeutung. Wenn die Kinder hier eine positive Prägung erfahren, wirkt sich dies ebenfalls günstig auf ihr Selbstbild und die Akzeptanz der Krankheit aus. Die Reaktionen von Mitschülern und Lehrern spielen ebenfalls eine große Rolle. Niemand möchte ausgegrenzt werden. Der Diabetes kann einen betroffenen Schüler zur Zielscheibe machen („Warum darf der im Unterricht Süßigkeiten essen?"), hier muss von der Lehrkraft frühzeitig für Transparenz gesorgt werden, um Verständnis bei den Klassenkameraden wecken zu können. Wichtig ist außerdem, dass erkrankte Kinder an allen Aktivitäten in der Schule teilnehmen können. Auch damit wird einer Außenseiterrolle vorgebeugt.

6 Zusammenfassung und Ausblick

DMT1 verlangt den erkrankten Probanden bereits im Kindesalter eine Menge ab. Disziplin, ein positives Selbstwertgefühl und die Unterstützung durch Familie und Freunde sind Voraussetzungen für eine gelingende lebenslange Behandlung. Sind diese gegeben, haben die Kinder die gleichen Entwicklungschancen wie ihre gesunden Klassenkameraden. Manche sind sogar in der Lage, durch den Reifungsprozess, der engagierte Therapiemitarbeit begleitet, gestärkt hervorzugehen. Lohaus und Heinrichs [2013, 30] berichten von chronisch kranken Kindern, denen es gelingt, besonders tragfähige Beziehungen aufzubauen, was häufig aus dem stärkeren Verbundenheitsgefühl des „engeren sozialen Netzwerk[es]" und der Familie entsteht. Auch können manche Betroffene sehr früh unterscheiden, was im Leben wirklich wichtig ist und somit „reife Prioritäten" [ebd.] setzen, sodass sie in dieser Hinsicht ihren gesunden Gleichaltrigen voraus sind.

Es kristallisierte sich durch den Abgleich der Interviews mit den wissenschaftlichen Erkenntnissen heraus, dass die Krankheit auf das Leben der Schüler einen großen Einfluss hat, da Nahrungsaufnahme, Bewegung und Insulingabe permanent im Auge behalten werden müssen, was eine immense Herausforderung darstellt. Auch wenn Kinder und Jugendliche bei der Bewältigung dieser Aufgaben i.d.R. immer routinierter werden und diese für sie zum Leben dazu gehören, so stellt die Erkrankung, trotz verbesserter Behandlungsmöglichkeiten, eine Einschränkung der Lebensqualität dar. Wie gravierend dies empfunden wird, ist sehr individuell und wird subjektiv unterschiedlich wahrgenommen.

Auf den schulischen Kontext bezogen wurde herausgefunden, dass die Lehrer besonders kurz nach der Diagnose gewisse Sorgen bezüglich möglich auftretender Notfälle im Unterricht haben, diese aber meist schnell verschwinden. Dafür sind in erster Linie die konkreten Informationen und Handlungsanweisungen verantwortlich, die sie entweder vonseiten der Eltern oder des Schulungspersonals erhielten. Hier wird deutlich, dass klare Absprachen zwischen Eltern und Lehrern eine wichtige Voraussetzung sind, um einen möglichst reibungslosen Ablauf des Schultages zu gewährleisten.

Wie bereits erwähnt, stehen Kindern mit DMT1 heute deutlich bessere Therapiekonzepte zur Verfügung, sodass sie in ihren Aktivitäten kaum eingeschränkt sind.

Trotzdem bringt die Krankheit einige Limitationen mit sich, die hinreichend thematisiert wurden.

DMT1 ist aktuell nicht heilbar, die Forschungsbemühungen weisen allerdings in diese Richtung. Es gibt verschiedene vielversprechende Ansätze wie z.B. die Gewinnung von β-Zellen aus Stammzellen, die den Patienten implantiert werden und sie zumindest für eine gewisse Zeit von der Last der Insulinzuführung befreien könnte. Im Labor ist die Transformation von Stammzellen zu funktionierenden β-Zellen bereits gelungen. Allerdings wird es noch Jahre dauern, bis „dieser Ansatz tatsächlich in der medizinischen Praxis sicher und langfristig als Therapie genutzt werden kann" [Bertsch 2020].

Schlussendlich kann man feststellen, dass es unter der Mitwirkung verständnisvoller Eltern, Freunde und Lehrer gelingen kann, dass der Diabetes zwar zum Leben dazu gehört, wie es Probandin 1 eindrucksvoll schildert (s. Einleitung), aber es nicht bestimmt. Somit erfüllt sich die Forderung von Kinderdiabetologen wie Danne et al., wonach die Krankheit „nicht zu einem bestimmenden Merkmal eines Kindes gemacht" [2015, 427] wird.

7 Literatur- und Quellenverzeichnis

Abbott Diabetes Inc. (2020): FreeStyle libre. Online verfügbar unter https://www.freestyle.abbott/ca/en/index.html, zuletzt geprüft am 27.10.2020.

Abbott Diabetes Inc. (2020): Glukosespiegel. Wenn der Zucker aus der Balance gerät. Online verfügbar unter https://freestyle.de/diabetes/glukosespiegel/, zuletzt geprüft am 28.10.2020.

Bartus, Béla; Holder, Martin (2015): Das Kinder-Diabetes-Buch. Glücklich groß werden mit Diabetes Typ 1. 1. Aufl. Stuttgart: TRIAS.

Bertsch, Michael (2020): Entwicklung von Stammzellen zu Beta-Zellen im Labor. Online verfügbar unter https://www.diabetes-kids.de/artikel/entwicklung-von-stammzellen-zu-beta-zellen-im-labor-6164, zuletzt aktualisiert am 02.09.2020, zuletzt geprüft am 10.11.2020.

Beyond Type 1 (2020): Insulinpumpen. Online verfügbar unter https://de.beyondtype1.org/insulinverabreichungssystems/, zuletzt geprüft am 26.10.2020.

Bundesministerium für Gesundheit (2020): Inhalte der Trinkwasserverordnung. Online verfügbar unter https://www.bundesgesundheitsministerium.de/service/begriffe-von-a-z/t/trinkwasser.html#c1031, zuletzt geprüft am 17.09.2020.

Bundesministerium für Gesundheit, Umweltbundesamt (2018): Bericht über die Trinkwasserqualität in Deutschland 2014 bis 2016. Online verfügbar unter https://www.umweltbundesamt.de/publikationen/bericht-des-bundesministeriums-fuer-gesundheit-des-3, zuletzt geprüft am 17.09.2020.

Danne, Thomas (2014): Besonderheiten des Diabetes bei Kindern und Jugendlichen. In: Helmut Schatz und Andreas Pfeiffer (Hg.): Diabetologie kompakt. Grundlagen und Praxis. 5., vollständig überarbeitete und aktualisierte Aufl. Berlin: Springer, S. 69–76.

Danne, Thomas; Kordonouri, Olga; Lange, Karin (2015): Diabetes bei Kindern und Jugendlichen. Grundlagen - Klinik - Therapie. 7., vollständig überarbeitete. Aufl. Berlin: Springer.

Danne, Thomas; Kordonouri, Olga; Lange, Karin (2016): Kompendium pädiatrische Diabetologie. 2., vollständig überarbeitete Aufl. Berlin: Springer.

Danne, Thomas; Sadeghian, Evelin (2012): Diabetes mellitus. Besonderheiten der Kinderdiabetologie. In: Thomas Reinehr, Mathilde Kersting, Agnes Teffelen-Heithoff van und Kurt Widhalm (Hg.): Pädiatrische Ernährungsmedizin. Grundlagen und praktische Anwendung ; mit 52 Tabellen. Unter Mitarbeit von Klaus Abraham. Stuttgart: Schattauer, S. 250–265.

Derwahl, Karl-Michael (2014): Diabetes bei Erkrankungen des Pankreas und der Leber sowie bei Endokrinopathien. In: Helmut Schatz und Andreas Pfeiffer (Hg.):

Diabetologie kompakt. Grundlagen und Praxis. 5., vollständig überarbeitete und aktualisierte Aufl. Berlin: Springer, S. 204–207.

Deutsche Diabetes Gesellschaft (2015): Diabetes mellitus im Kindes- und Jugendalter. Basierend auf S3-Leitlinien folgender Gesellschaften: Deutsche Diabetes Gesellschaft (DDG), Deutsche Adipositas Gesellschaft (DAG). 3. Aufl. Grünwald: Börm Bruckmeier (Pocket Guideline, 5/6).

Etschenberg, Karla (2009): Kinder- und Jugendgesundheit. Chronische Erkrankungen im Kindesalter. Hg. v. Bundeszentrale für gesundheitliche Aufklärung (BzgA). Köln. Online verfügbar unter https://www.bzga.de/infomaterialien/kinder-und-jugendgesundheit/chronische-erkrankungen-im-kindesalter/, zuletzt geprüft am 24.09.2020.

Fokus Biologie 7/8 (2016): Modell zur Blutzuckerregulation. Berlin: Cornelsen Schulverlage.

Freckmann, Guido (2014): Kontinuierliche Glukosemessung und künstliches Pankreas. In: Helmut Schatz und Andreas Pfeiffer (Hg.): Diabetologie kompakt. Grundlagen und Praxis. 5., vollständig überarbeitete und aktualisierte Aufl. Berlin: Springer, S. 94–96.

Fritsche, Andreas (2018): Diabetes mellitus Typ 1 und Ernährung. In: Hans-Konrad Biesalski, Stephan C. Bischoff, Matthias Pirlich und Arved Weimann (Hg.): Ernährungsmedizin. Nach dem Curriculum Ernährungsmedizin der Bundesärztekammer. Unter Mitarbeit von Michael Adolph, Jann Arends, Ulrike Arens-Azevedo und Christine A.F. von Arnim. 5., vollständig überarbeitete und erweiterte Auflage. Stuttgart: Georg Thieme Verlag, S. 654–660.

Fuß, Susanne; Karbach, Ute (2019): Grundlagen der Transkription. Eine praktische Einführung. 2. Auflage. Opladen, Toronto: Verlag Barbara Budrich (utb. Sozialwissenschaften, 4185).

Gläser, Jochen; Laudel, Grit (2010): Experteninterviews und qualitative Inhaltsanalyse als Instrumente rekonstruierender Untersuchungen. 4. Auflage. Wiesbaden: VS Verlag (Lehrbuch).

Göke, Burkhard; Parhofer, Klaus; Otto, Carsten (2002): Diabetes mellitus. München: Urban & Fischer (Das Praxisbuch).

Haak, Thomas; Gölz, Stefan; Fritsche, Andreas; Füchtenbusch, Martin; Siegmund, Thorsten; Schnellbächer, Elisabeth et al. (2019): Therapie des Typ-1-Diabetes – Kurzfassung der S3-Leitlinie (AWMF-Registernummer: 057-013; 2. Auflage). In: *Diabetologie und Stoffwechsel* 14 (S 02), S142-S152.

Hanser, Hartwig (2000): Mikroangiopathie. Hg. v. Spektrum Akademischer Verlag Heidelberg. Online verfügbar unter: https://www.spektrum.de/lexikon/neurowissenschaft/mikroangiopathie/7725, zuletzt geprüft am 28.10.2020.

Heinemann, Lutz; Kulzer, Bernhard (2020): Digitalisierungs- und Digitalisierungs- und Technologiereport Diabetes (DuT-Report). Online verfügbar unter: https://www.dut-report.de/2020/01/16/aerzteumfrage-2020/#toggle-id-13, zuletzt geprüft am 05.11.2020.

Helfferich, Cornelia: Leitfaden- und Experteninterviews. In: Nina Baur und Jörg Blasius (Hg.): Handbuch Methoden der empirischen Sozialforschung. 2. Aufl. Berlin, Heidelberg: Springer, S. 669–686.

Hien, Peter; Böhm, Bernhard O. (2013): Diabetes-Handbuch. Eine Anleitung für Praxis und Klinik; mit 37 Tabellen; [nach den Leitlinien der Deutschen Diabetes-Gesellschaft (DDG)]. 7., vollständig überarbeitete und erweiterte Aufl. Heidelberg: Springer.

Hürter, Peter; Schütz, Wolfgang von; Lange, Karin (2016): Kinder und Jugendliche mit Diabetes. Medizinischer und psychologischer Ratgeber für Eltern. 4., vollständig überarbeitete Auflage. Berlin: Springer.

Insulet Corporation (2020): Über OmniPod. Online verfügbar unter: https://www.omnipod.com/de-de/about, zuletzt geprüft am 26.10.2020.

International Diabetes Foundation (IDF) (2019): IDF Diabetes Atlas 2019. 9th edition. Brussels. Online verfügbar unter: https://www.diabetesatlas.org, zuletzt geprüft am 22.11.2020.

Kasper, Heinrich; Burghardt, Walter (2014): Ernährungsmedizin und Diätetik. 12., überarbeitete Auflage. München: Urban & Fischer.

Kopf, Daniel; Müssig, Karsten (2014): Diabetes mellitus, Demenz und andere psychiatrische Erkrankungen. In: Helmut Schatz und Andreas Pfeiffer (Hg.): Diabetologie kompakt. Grundlagen und Praxis. 5., vollständig überarbeitete und aktualisierte Aufl. Berlin: Springer, S. 324–332.

Kulzer, Bernhard (2013): Fragebogen: WHO-5-Fragebogen zum Wohlbefinden. Hg. v. AG Diabetes und Psychologie DDG. Online verfügbar unter: https://www.diabetes-psychologie.de/downloads/WHO-5_Fragebogen.pdf, zuletzt geprüft am 20.11.2020.

Kulzer, Bernhard (2014): Psychologische Aspekte des Diabetes mellitus. In: Helmut Schatz und Andreas Pfeiffer (Hg.): Diabetologie kompakt. Grundlagen und Praxis. 5., vollständig überarb. und aktualisierte Aufl. Berlin: Springer, S. 24–31.

Lange, K.; Danne, T.; Kordonouri, O.; Berndt, V.; Müller, B.; Schwarz, H-P et al. (2004): Diabetesmanifestation im Kindesalter: Alltagsbelastungen und berufliche Entwicklung der Eltern. In: *Deutsche medizinische Wochenschrift (1946)* 129 (20), S. 1130–1134.

Lange, Karin; Ernst, Gundula (2020): Psychologische und pädagogische Elemente der Langzeitbehandlung bei Kindern und Jugendlichen mit chronischen Erkrankungen. In: Olaf Hiort, Thomas Danne und Martin Wabitsch (Hg.): Pädiatrische Endokrinologie und Diabetologie. 2. Auflage 2020. Berlin, Heidelberg: Springer (Springer Reference Medizin), S. 101–121.

Lohaus, Arnold; Heinrichs, Nina (2013): Psychosoziale Belastungen bei chronischen Erkrankungen im Kindes- und Jugendalter. In: Arnold Lohaus (Hg.): Chronische Erkrankungen im Kindes- und Jugendalter. Psychologische und medizinische Grundlagen. Weinheim: Beltz, S. 15–31.

Ministerium für Bildung Rheinland-Pfalz (2017): Nachteilsausgleich gemäß § 3 Abs. 5 Schulgesetz - Verfahrensregelungen -. Online verfügbar unter: https://inklusion.bildung-rp.de/fileadmin/user_upload/inklusion.bildung-rp.de/Nachteilsausgleich/Verfahrensregelung_Nachteilsausgleich_07_2017.pdf, zuletzt geprüft am 22.11.2020.

Ministerium für Bildung Rheinland-Pfalz (2020): Anregungen zum Nachteilsausgleich bei (chronischen) Erkrankungen. Online verfügbar unter: https://inklusion.bildung-rp.de/fileadmin/user_upload/inklusion.bildung-rp.de/Erkrankungen/Chronische/NTA_bei_chronischen_Erkrankungen__AnregungenPraxis.pdf.

MRI Max-Rubner-Institut; Nationale Stillkommission (2020): Stillen. Online verfügbar unter: https://www.mri.bund.de/de/themen/nationale-stillkommission/nationale-stillkommission/stillen/, zuletzt geprüft am 06.11.2020.

Neu, Andreas; Bürger-Büsing, Jutta; Danne, Thomas; Dost, Axel; Holder, Martin; Holl, Reinhard W. et al. (2019): Diagnostik, Therapie und Verlaufskontrolle des Diabetes mellitus im Kindes- und Jugendalter. In: *Diabetologie und Stoffwechsel* 14 (S 02), S153-S166.

Pfohl, Martin (2014): Erstmanifestation, klinisches Bild und Therapie des Typ-1-Diabetes. In: Helmut Schatz und Andreas Pfeiffer (Hg.): Diabetologie kompakt. Grundlagen und Praxis. 5., vollständig überarb. und aktualisierte Aufl. Berlin: Springer, S. 62–69.

Pichleritsch, Daniela (2020): CGM und FGM: Welche Sensor-Tragestelle ist die beste? Hg. v. Wort & Bild Verlag Konradshöhe GmbH & Co. KG. Online verfügbar unter: https://www.diabetes-ratgeber.net/Blutzucker/CGM-und-FGM-Welche-Sensor-Tragestelle-ist-die-beste-556921.html, zuletzt geprüft am 28.10.2020.

Reinders, Heinz (2016): Qualitative Interviews mit Jugendlichen führen. Ein Leitfaden. 3., durchgesehene und erweiterte Auflage. Berlin, Boston: De Gruyter Oldenbourg.

Schatz, Helmut (2014): Vorwort zur 1. Auflage. Neue Insuline, neue Tabletten. In: Helmut Schatz und Andreas Pfeiffer (Hg.): Diabetologie kompakt. Grundlagen und Praxis. 5., vollständig überarbeitete und aktualisierte Aufl. Berlin: Springer, S. VI–IX.

Schinner, Sven; Roden, Michael (2014): Insulintherapie bei Typ-2 Diabetes. In: Helmut Schatz und Andreas Pfeiffer (Hg.): Diabetologie kompakt. Grundlagen und Praxis. 5., vollständig überarbeitete und aktualisierte Aufl. Berlin: Springer, S. 173–178.

Schlich, Michaela (2017): Ernährung des Menschen. Vorlesung WS 2017/2018. Universität Koblenz - Landau, Campus Koblenz.

Schlich, Michaela (2020): Empfehlungen zur Stilldauer in Deutschland, 06.11.2020. Persönliche Mitteilung an Ariane Malm.

Schulze, Matthias (2014): Epidemiologie des Diabetes mellitus: Häufigkeit, Lebenserwartung, Todesursachen. In: Helmut Schatz und Andreas Pfeiffer (Hg.): Diabetologie kompakt. Grundlagen und Praxis. 5., vollständig überarbeitete und aktualisierte Aufl. Berlin: Springer, S. 2–4.

Schumm-Draeger, Petra Maria (2014): Insulin, Analoginsuline. Insulin - das einzige Hormon mit blutzuckersenkender Wirkung. In: Helmut Schatz und Andreas Pfeiffer (Hg.): Diabetologie kompakt. Grundlagen und Praxis. 5., vollständig überarbeitete und aktualisierte Aufl. Berlin: Springer, S. 82–88.

Vereinte Nationen (UN) (03.05.2008): UN-Behindertenrechtskonvention. Online verfügbar unter https://inklusion.rlp.de/fileadmin/inklusion/Inklusion_Dokumente/UN_Konvention.pdf, zuletzt geprüft am 30.10.2020.

Vogl, Susanne (2015): Interviews mit Kindern führen. Eine praxisorientierte Einführung. Weinheim, Basel: Beltz Juventa (Grundlagentexte Methoden).

Weiß, Claudia (2008): Nitrat, Nitrit, Nitrosamine. Teil 2: Nitrosamine. In: *Ernährungs-Umschau* (5), S. 304–307. Online verfügbar unter: https://www.ernaehrungs-umschau.de/fileadmin/Ernaehrungs-Umschau/pdfs/pdf_2008/05_08/EU05_304_307.qxd.pdf, zuletzt geprüft am 17.09.2020.

Weitgasser, Raimund; Pfohl, Martin (2014): Patientenschulung-die Basis der Diabetestherapie. In: Helmut Schatz und Andreas Pfeiffer (Hg.): Diabetologie kompakt. Grundlagen und Praxis. 5., vollständig überarbeitete und aktualisierte Aufl. Berlin: Springer, S. 20–24.

Wiedebusch, Silvia; Ziegler, Ralph (2013): Diabetes mellitus (Typ 1). In: Arnold Lohaus (Hg.): Chronische Erkrankungen im Kindes- und Jugendalter. Psychologische und medizinische Grundlagen. Weinheim: Beltz, S. 32–44.

World Health Organization (2001): Guiding principles for complementary feeding of the breastfed child.
Online verfügbar unter:
https://www.who.int/nutrition/publications/guiding_principles_compfeeding_breastfed.pdf, zuletzt geprüft am 17.09.2020.

World Health Organization (2020): Infant and young child feeding. Online verfügbar unter:
https://www.who.int/en/news-room/fact-sheets/detail/infant-and-young-child-feeding, zuletzt aktualisiert am 24.08.2020, zuletzt geprüft am 17.09.2020.

Universität Koblenz-Landau

Campus Koblenz

Fachbereich 3

Fachgebiet Ernährungs- und Verbraucherbildung

Bachelorarbeit

Ätiologie und Pathogenese von Diabetes mellitus Typ 1 und dessen Einfluss auf den Schulalltag von Kindern-

Eine Untersuchung aus Schüler- und Lehrerperspektive

Anhang

angefertigt von: Ariane Malm

Hundsangen, 25.November 2020

Inhaltsverzeichnis Anhang

Interviewleitfaden Schüler

1) Wie alt bist du?

2) In welche Klasse gehst du?

3) Wie geht es dir mit deinem Diabetes?

4) Hat noch jemand in deiner Familie Diabetes?

5) Wie alt warst du, als der Diabetes festgestellt wurde? Wie ging es dir da?

6) Erzähl doch mal, wie die Zeit im Krankenhaus war!

7) Trägst du eine Insulinpumpe? Wie kommst du damit zurecht?

8) Kannst du die Insulinpumpe alleine bedienen? ODER: Wobei brauchst du Hilfe?

9) Kannst du in der Schule an allen Aktivitäten problemlos teilnehmen?

10) Wie wurden deine Klassenkameraden über die Krankheit informiert?

11) Wie hat sich die Lehrerin verhalten?

12) Hat sich in der Schule etwas durch die Krankheit verändert?

13) Wie haben sich deine Klassenkameraden verhalten?

14) Ging es dir in der Schule aufgrund des Diabetes schon einmal richtig schlecht?

15) Hast du an deiner Ernährung etwas verändert?

16) Fällt dir noch etwas ein? Haben wir etwas vergessen?

Interviewleitfaden Lehrer

1) Beschreiben Sie bitte Ihren von Diabetes betroffenen Schüler.

2) Haben Sie Ihren Schüler/Ihre Schülerin schon als Diabetiker/in kennen gelernt?

3) Falls ja: Wie wurde Ihnen von der Krankheit berichtet (Kollegen, Eltern, Schüler/in)

4) Falls nein: Was hat sich im Umgang mit dem Kind geändert?

5) Wie haben Sie sich mit dem Thema Diabetes auseinandergesetzt? (Fortbildung, Literatur, Gespräche mit Eltern, Kollegen,...)

6) Hatten Sie Bedenken/Sorge bezüglich evtl. auftretender Komplikationen/Notsituationen?

7) Fühlten Sie sich sicher im Umgang mit Ihrem Schüler hinsichtlich seiner Krankheit? (im Hinblick darauf, die gesundheitliche Situation des Kindes im Blick zu behalten ohne es zu überbehüten)

8) Konnte das Kind an allen Aktivitäten problemlos teilnehmen (Sportunterricht, Klassenausflüge,...)?

9) Gab es Besonderheiten im Verhalten des Schülers/der Schülerin nach der Diagnose?

10) Wie wurden die Klassenkameraden über die Krankheit des Schülers/der Schülerin ins Bild gesetzt?

11) Wie war/ist das Kind in die Klassengemeinschaft integriert? Gab es besonders negative oder positive Erlebnisse im Hinblick auf die Interaktion zwischen den Kindern?

12) Sind in der Schule schon einmal Stoffwechselentgleisungen vorgekommen?

13) Wurde vom Nachteilsausgleich Gebrauch gemacht?

14) Ist noch etwas offen geblieben?

Interview Probandin 1

1   00:00:01

2   *Interviewer:* So, ich fange mal mit was ganz Einfachem an. Wie alt bist du?

3   00:00:10

4   *Probandin 1:* 12.

5   00:00:10

6   *Interviewer:* Und du gehst in welche Klasse?

7   00:00:14

8   *Probandin 1:* In die 7.

9   00:00:14

10   *Interviewer:* Wie geht es dir im Moment so mit deinem Diabetes?

11   00:00:19

12   *Probandin 1:* Ganz gut.

13   00:00:20

14   *Interviewer:* Also gibt es im Moment keine Besonderheiten? Bist du gut eingestellt?

15   00:00:26

16   *Probandin 1:* Es ist im Moment ein bisschen schwierig, am Anfang der Pubertät. Dann

17   wird das ein bisschen kompliziert, dass man dann öfter mal etwas umstellen muss.

18   Aber ansonsten alles gut.

19   00:00:34

20   *Interviewer:* Hast du momentan größeren Schwankungen, was den Blutzuckerspiegel

21   anbelangt?

22   00:00:40

23   *Probandin 1:* Wenn, dann weil ich selber Schuld bin, weil ich vergessen habe zu bolen

24   oder so oder nachbole. Mein Frühstück zum Beispiel in der Schule. Aber ansonsten...

25   00:00:49

26   *Interviewer:* Das heißt, bevor du was isst, musst du das machen?

27 00:00:57

28 *Probandin 1:* Kommt auf den Wert drauf an. Aber eigentlich ja. Aber manchmal ver-

29 gesse ich es.

30 00:01:07

31 *Interviewer:* Aber du schaust dann, wie ist mein Blutzuckerspiegel und dann drückst

32 du irgendwo drauf? Wie funktioniert das?

33 00:01:14

34 *Probandin 1:* Mit dem Gerät (zeigt es) messe ich meinen Blutzucker. Und dann gibt

35 man hier den Blutzuckerwert ein und die Kohlenhydrate, die man hat. Meistens

36 schätze ich die im Moment. Und dann rechnet er aus, wie viel Insulin er braucht, und

37 entweder kann ich dann auch mehr oder weniger machen, je nachdem, wie mein Wert

38 ist oder das verzögern, wenn ich zum Beispiel sage, soundsoviel Prozent werden jetzt

39 abgegeben und die anderen Prozent dann in einer halben Stunde oder Stunde.

40 00:01:44

41 *Interviewer:* Und weil du sagst "Die Kohlenhydrate, die schätze ich meistens." Kann

42 man das auch anders machen?

43 00:01:51

44 *Probandin 1:* Wiegen ja, und dann ausrechnen. Zum Beispiel bei Brot oder bei Scho-

45 kolade weiß ich oder wissen wir, dass man die Hälfte an Kohlenhydraten hat. Das

46 heißt, wenn ich jetzt einen Kinderriegel oder so abends esse, dann weiß ich schon,

47 der wiegt 20 Gramm also 10 Gramm Kohlenhydrate.

48 00:02:05

49 *Interviewer:* Das finde ich ziemlich interessant, weil ich es auch gelesen habe mit dem

50 Wiegen von den Kohlenhydraten und ich mich gefragt habe: Wie macht man das im

51 Alltag? Man muss ein ziemlich gutes Wissen davon haben, wie die Nährstoffzusam-

52 mensetzung ist von dem, was ich esse? Sprich, wo sind überhaupt Kohlenhydrate

53 drin?

54 00:02:26

55 *Probandin 1:* Ja, aber das ist einfach. Obwohl, manchmal frage ich Mama und Papa

56 noch, wenn ich das nicht weiß.

57 00:02:52

58 *Interviewer:* Hat noch jemand in der Familie Diabetes?

59   00:02:57

60   *Probandin 1:* Nein, nicht den. Altersdiabetes hat meine eine Oma. Aber Typ 1 soweit
61   ich weiß nicht.

62   00:03:07

63   *Interviewer:* Wie alt warst du, als der Diabetes festgestellt wurde?

64   00:03:11

65   *Probandin 1:* Siebeneinhalb, glaube ich.

66   00:03:14

67   *Interviewer:* Wie ging es dir da?   '

68   00:03:18

69   *Probandin 1:* Ich habe das nicht so wirklich gemerkt, aber ich hatte Glück. Glück im
70   Unglück, weil die Mama das relativ früh gemerkt hat. Und ich habe, als ich siebenein-
71   halb war, 19 Kilo gewogen, als ich ins Krankenhaus gekommen bin. Die Mama hat
72   gemerkt, dass ich immer sehr viel, wirklich sehr viel getrunken habe. Und dann musste
73   ich dann oft auf Toilette. Ich bin abends, ich weiß nicht, ob ihr das wisst (schaut zur
74   Mutter) immer heimlich in den Keller gegangen, weil da hab ich mir mal heimlich eine
75   Flasche Wasser geholt. Die war am nächsten Morgen wieder leer,so eine anderthalb
76   Liter Flasche, und ich hatte oft Bauchschmerzen und wurde ganz oft von der Schule
77   abgeholt oder wollte mich abholen lassen, weil es mir einfach nicht gut ging, einfach
78   weil ich so dünn war.

79   00:04:04

80   *Interviewer:* Warum hat die Mama das so früh gemerkt?

81   00:04:15

82   *Probandin 1:* Weil die Mama Arzthelferin ist, die kennt sich damit ein bisschen aus.

83   00:04:21

84   *Interviewer:* Also hattest du dann Glück, dass sie medizinisches Vorwissen hat?

85   00:04:26

86   *Probandin 1:* Ja. Ich kam mittags aus der Schule, wir saßen beim Mittagessen, und
87   meine Oma, wie gesagt, hat ja Diabetes, Altersdiabetes. Und die hat so ein Blutzu-
88   ckermeßgerät. Sie hat sich das dann von der Oma geholt. Und dann kam ich nach
89   Hause, und Mama hat gesagt: Melina, setz dich mal zu mir und hat mir das kurz erklärt,

90   was sie jetzt da macht. Und dann war ich bei 489 oder irgendwie sowas, also grob
91   500... Die Mama hat dann direkt beim Kinderarzt angerufen, der hat uns dann in die
92   HSK (Horst-Schmidt-Kliniken in Wiesbaden, Anm. A. M.) geschickt und dann konnte
93   ich gar nichts mehr essen, soweit ich weiß. Und dann die Mama gesagt, ich packe die
94   Sachen zusammen und ich soll mich schon ins Auto setzen. Und dann sind wir direkt
95   dahin gefahren.

96   00:05:18
97   *Interviewer:* Aber würdest du jetzt sagen, dass es dir zu dem Zeitpunkt schlecht ging?

98   00:05:30
99   *Probandin 1:* Als ich das gesagt bekommen habe, so dass ich viel zu viel getrunken
100 habe und dass ich voll oft auf die Toilette gegangen bin, dass mir so oft schlecht war,
101 dann ist mir das aufgefallen. Aber vorher? So war das für mich normal, sage ich jetzt.

102 00:05:43
103 *Interviewer:* Und wie war es dann im Krankenhaus?

104 00:05:46
105 *Probandin 1:* Wir kamen da an, und dann kamen da Arzthelferinnen. Und die haben
106 mir dann Infusionen gemacht und dann lag ich da.

107 00:06:02
108 *Probandin 1:* Wie lange warst du im Krankenhaus?

109 00:06:04
110 *Probandin 1:* Zwölf Tage? (schaut zur Mutter)

111 00:06:05
112 *Mutter:* 10

113 00:06:23
114 *Interviewer:* Und wurde da "nur" medizinisch interveniert oder fand da auch die Diabe-
115 teschulung statt?

116 00:06:23
117 *Probandin 1:* Wir hatten da auch die Schulung und ich habe auch zwischendurch
118 Schulaufgaben gemacht. Das waren ganz einfach Schulaufgaben. Ehrlich gesagt, gut
119 so in dem Moment, weil man ist früh aufgestanden und man hat gefrühstückt, dann
120 kam vielleicht die erste Schulung. Danach hab ich Schulaufgaben gemacht, dann

121 Mittagessen, dann musste ich zu einer Untersuchung oder so. Dann war mittags wie-
122 der eine Schulung und dann Abendessen. Da war der Tag auch schon vorbei.

123 00:06:52
124 *Interviewer:* Also waren die Tage voll gepackt.

125 00:06:54
126 *Probandin 1:* Ja, schon. War selten, dass man mal nicht viel hatte.

127 00:07:02
128 *Probandin 1:* Und du hast jetzt eben gesagt, du hast eine Infusion bekommen. Wurdest
129 du dann erst einmal auf eine Spritzentherapie eingestellt?

130 00:07:15
131 *Probandin 1:* Ich weiß nicht, was du wirklich meinst, aber ich habe dann gespritzt, wenn
132 ich etwas gegessen habe. Aber die ersten drei Tage wollte ich nicht mal, dass das die
133 Mama macht, sondern es sollte eine Arzthelferin machen, die war total nett, und die
134 hat mir das dann gemacht. Und ab dem vierten Tag habe ich es dann sogar selbst
135 gemacht.

136 00:07:32
137 *Interviewer:* Trägst du jetzt eine Insulinpumpe?

138 00:08:07
139 *Probandin 1:* Also ich hab erst gespritzt, aber der Papa war da immer sehr toll und der
140 hat sich viel informiert. Und dann wurde ich gefragt, z.B. will ich jetzt diese Katheter-
141 pumpe oder die, die ich jetzt hab, so einen Omnipod ohne Katheter. Und dann hat der
142 Papa auch den hier (hält Scanner zur Blutzuckermessung hoch) gefunden, damit ich
143 nicht immer in den Finger pieksen musste, da hat der Papa sich sehr viel darüber
144 informiert.

145 00:08:30
146 *Interviewer:* Du hast dann also relativ schnell eine Pumpe bekommen?

147 00:08:39
148 *Probandin 1:* Na ja, relativ schnell. Nach einem halben Jahr, mit 8 war es ungefähr.
149 Aber das ist schon relativ schnell, die meisten kriegen es erst später.

150 00:08:48
151 *Mutter:* Also bei uns war es so, dass die Kinder ab 6 erst mal auf Spritzentherapie

152 eingestellt wurden. Alles, was jünger als 6 war, bekommt direkt eine Pumpe, und wir
153 mussten erstmal, also sie musste erst mal das Spritzen geschult kriegen, und deswe-
154 gen haben wir dann nach einem halben Jahr direkt die Pumpe beantragen. Dann durf-
155 ten wird das, vorher nicht.

156 00:09:16
157 *Interviewer:* Also ist der Sinn dahinter, dass man das Spritzen grundsätzlich kann?

158 00:09:19
159 *Mutter:* Vermutlich. Vielleicht hat sich das auch mittlerweile geändert, das Alter. Aber
160 bei uns war es damals so, sie musste erst auf Spritzen eingestellt werden.

161 00:09:36
162 *Interviewer:* Das heißt, mit acht hast du die Pumpe bekommen und bist du dann von
163 Anfang an gut mit klargekommen?

164 00:09:49
165 *Probandin 1:* Mama und Papa haben mir viel geholfen. Es war eine Umstellung, weil
166 als man gespritzt hat, war es so, dass es mir in der Schule meistens unangenehm war
167 oder so. Mama und Papa haben sich generell viel darum gekümmert. Sie haben mir
168 zum Beispiel so einen Minitaschenrechner gekauft, wo oben eine kleine Waage war.
169 Und dann haben sie mir so einen Spickzettel geschrieben, wo dann so einfache Sa-
170 chen drauf standen. Wie viel KI hat Schokolade, wie viel hat Gummibärchen? Oder bei
171 Muffins, falls das jemand in der Schule wegen Geburtstag mitgebracht hat. Brot war
172 auch drauf. Mama hat mir dann immer so einen kleinen Zettel geschrieben und hat
173 darauf geschrieben, das Brot hat so und soviel Gramm Kohlenhydrate oder der Scho-
174 koriegel hat so viele Kohlenhydrate. Und dann musste man es halt alles bei der Spritze
175 selbst einstellen. Musste das selbst ausrechnen und das war dann halt die Erleichte-
176 rung mit der Pumpe. Deswegen denke ich, bin damit dann besser zurecht gekommen.
177 Aber ich war halt erst noch auf Hilfe angewiesen, als ich die Pumpe neu hatte.

178 00:10:42
179 *Interviewer:* Auf Hilfe angewiesen, auch in der Schule?

180 00:10:50
181 *Probandin 1:* Gute Frage. Man musste das lernen, das alleine zu machen. Aber da
182 musste ich dann halt nicht mehr rechnen. Irgendwie. Wie viel das sein muss, muss ich
183 nur noch in das Gerät eintippen und dann hat das abgegeben.

184 00:11:13

185 *Interviewer:* Das heißt, es war so ein bisschen learning by doing.

186 00:11:15

187 *Probandin 1:* Ja.

188 00:11:32

189 *Interviewer:* Kannst oder konntest du in der Schule dann auch alles mitmachen? Oder
190 hatte dich das irgendwie beeinträchtigt?

191 00:11:38

192 *Probandin 1:* Nee, ich konnte schon alles mitmachen. Aber es war so, dass zum Bei-
193 spiel, wenn wir jetzt einen Test oder eine Arbeit geschrieben haben und mein Wert
194 niedrig war, dann habe ich z.B. irgendwie kurz gewartet, habe einen Traubenzucker
195 oder sowas gegessen. Oder habe einen Apfelsaft getrunken. Mama und Papa haben
196 immer so Mini-Glasflaschen mit Apfelsaft befüllt. Die habe ich mit in die Schule bekom-
197 men. Dann habe ich schnell so ein Glas Apfelsaft getrunken. So eine Flasche. Dann
198 hab ich zehn Minuten, Viertelstunde gewartet, bis es wieder ein bisschen besser war.
199 Und dann hab ich halt die Zeit hinten drauf bekommen, sozusagen.

200 00:12:16

201 *Interviewer:* Hattest du da dieses Messgerät auch schon für den Blutzucker?

202 00:12:20

203 *Probandin 1:* Ja, ich glaube schon. Also am Anfang. Ich hatte auf jeden Fall die Pumpe
204 vor dem.

205 00:12:25

206 *Mutter:* Nein, den Freestyle (Messgerät) hattest du fast direkt nach dem Krankenhaus.
207 Das hat der Papa noch, als wir noch im Krankenhaus waren, hatte der das schon
208 beantragt. Wir hatten das Messgerät früher und die Pumpe später.

209 00:12:37

210 *Probandin 1:* Ok, dann war es so, tschuldigung (lacht).

211 00:12:37

212 *Interviewer:* Alles ok. Also kann mir das so vorstellen: Du hast vor der Klassenarbeit
213 geguckt, wie es dein Wert ist.

214   00:12:47

215   *Probandin 1:* Ja, aber oft habe ich auch vergessen, vorher noch zu gucken. Und dann

216   ist vorgekommen, dass ich gemerkt habe, vom Gefühl her, dass mein Wert niedrig ist.

217   00:13:11

218   *Interviewer:* Und wenn das so war, hast du dann erst mal was zu dir genommen? Also

219   z.B. Apfelsaft oder hast du dich erst noch mal vergewissert, also nochmals aufs Gerät

220   geguckt?

221   00:13:27

222   *Probandin 1:* Nein, das habe ich schon gemacht. Aber man merkt den Unterschied.

223   Wenn man jetzt, also wenn man niedrig ist, dann merkt man das irgendwie. Da ist

224   einem schwindelig, und man hat so Bauchschmerzen.Ich habe immer Bauchschmer-

225   zen oder Bauchkrämpfe, aber die fühlen sich anders an, als wenn ich wegen etwas

226   anderem Bauchschmerzen habe, ich zum Beispiel krank bin oder so. Und dann sehe

227   ich doppelt oder so. Und dann ist mir schwindelig. Deswegen habe ich es dann meis-

228   tens gemerkt. Aber ich habe schon nochmal gemessen, damit ich auch weiß, wie nied-

229   rig der dann war. Ich meine, es ist ja ein Unterschied, wenn ich jetzt bei 70 bin. Da

230   muss ich ja vielleicht höchstens eine halbe KI nehmen, dass der wieder auf normalem

231   normalen Weg geht. Aber es ist ein Unterschied, ob ich jetzt bei 70 oder bei 50 oder

232   40 bin. Deswegen habe ich geguckt.

233   00:14:20

234   *Interviewer:* Okay. Wie wurden deine Klassenkameraden darüber informiert, dass du

235   Diabetes hast?

236   00:14:28

237   *Probandin 1:* Ich glaube, dass das so war, dass mein Papa sich in die Klasse gesetzt

238   und denen das erklärt hat, weil mir das erst mal noch unangenehm war, weil ich das

239   nicht wollte und weil von manchen manchmal so dumme Sprüche oder so kamen. Und

240   deswegen wollte ich das nicht selbst machen und der Papa hat sich da hingesetzt für

241   eine Schulstunde, wo wir das mit meiner Klassenlehrerin dann hatten.

242   00:14:48

243   *Interviewer:* Warst du da dabei?

244   00:15:09

245   *Probandin 1:* Ja, war ich.

246   00:15:10

247   *Probandin 1:* Wie hat die Lehrerin reagiert? Weißt du das noch?

248   00:15:17

249   *Probandin 1:* Ich habe keine Ahnung... Mama?

250   00:15:20

251   *Mutter:* Ach die war sehr engagiert eigentlich, die hat dann auch darum gebeten, dass
252   ich dann ins Lehrerzimmer komme und alle Lehrer informieren kann. Wichtige Dinge,
253   viele Lehrer hatten dann schon auch Fragen und Ängste und Bedenken, weil wir ja
254   dann auch diese Notfallspritze deponieren mussten in der Schule. Und die brauchten
255   dann auch die Unterschrift, dass das alle Lehrer spritzen dürfen, zur Not im Notfall und
256   da gabs schon einige Fragen. Und dann haben wir das eben so aufgeteilt. Der Papa
257   ist zu den Kindern? Und ich bin dann zu den Lehrern, und da haben wir dann die
258   Fragen geklärt.

259   00:15:55

260   *Probandin 1:* Ist nur noch das ne riesen Diskussion war mit der Klassenfahrt. Das war
261   ja dann, als ich sieben war. Das war vor... Doch, das war dann in der dritten Klasse
262   richtig? Und dann war dann die Diskussion, ob ich allein auf Klassenfahrt fahren darf,
263   weil meine Lehrerin wollte, dass einer von Mama und Papa mitkommt. Aber Mama und
264   Papa waren sicher, dass ich das alleine schaffe, weil ich mich da gut drum kümmern
265   kann. Und ich wollte es auch nicht. Ich meine, man fühlt sich ja dann schon auch ein
266   bisschen anders als sie. Ich meine, ich bin trotzdem ein normales Kind. Ich bin trotz-
267   dem ein normales Mädchen. Genauso wie die anderen. Ich hab halt diese kleine Ein-
268   schränkung, aber das gehört zu meinem Leben, und das bin ich. Und wenn manche
269   damit nicht klarkommen, dann ist das nicht mein Problem, sondern ihres.Und ja, Mama
270   und Papa haben dann halt gesagt, dass ich das alleine schaffe. Aber die Frau K. wollte
271   es nicht.

272   00:17:09

273   *Interviewer:* Wie ist es denn ausgegangen?

274   00:17:11

275   *Probandin 1:* Wir haben uns durchgesetzt. Ich durfte alleine fahren.

276   00:17:15

277   *Interviewer:* War die Frau K. dann sehr ängstlich? In ihren Augen war es dann

278 vermutlich so, dass sie dachte: Ich habe jetzt die Verantwortung für die M. Hoffentlich
279 passiert nix. Könnte ich mir jetzt von ihrer Seite aus ja vorstellen. Hast du da irgendwas
280 gemerkt?

281 00:17:53
282 *Probandin 1:* Es war halt so, dass ich das Gefühl hatte, dass die Frau K. nicht wirklich
283 realisieren wollte, dass ich das auch alleine schaffe und dass sie meint, dass sie
284 meinte, dass ich auf Hilfe angewiesen wäre. Und ich meine es auch nicht irgendwie,
285 dass Mama und Papa in zehn Minuten da gewesen wären. Oder, wie lang war das
286 weg?

287 00:18:14
288 *Mutter:* Wir wären in 25 Minuten da gewesen, also es war nicht weit.

289 00:18:19
290 *Probandin 1:* Und dann hatte sie da wirklich ein bisschen Angst.

291 00:18:25
292 *Mutter:* Das haben wir aber in einem Gespräch ausgeräumt.

293 00:18:29
294 *Probandin 1:* Aber die Schulleiterin, die Frau P. war auch dabei und die meinte, nein,
295 die schafft das alleine, die M.

296 00:18:35
297 *Mutter:* Vor allen Dingen hat die Frau P., und das hat sie gut gesagt: Es geht hier um
298 das Bedürfnis von M. Wenn es ihr wichtig ist, dass sie alleine geht und sie auch sicher
299 ist, dass sie das alleine schafft. Und der Backup war da, dass wir gesagt haben, wir
300 sind 24 Stunden erreichbar. Wenn irgendwas ist, ist keine Mehr- Verantwortung für die
301 Lehrerin da. Dass Notfall passieren kann, es kann auch ein Kind vom Baum fallen. Da
302 muss man Notarzt rufen. Also es war nicht mehr Verantwortung.

303 00:19:06
304 *Interviewer:* Du hast eben schon mal gesagt, dass manche Klassenkameraden immer
305 blöde Sprüche gemacht haben oder so was. War das vor der Diagnose, weil du öfters
306 abgeholt worden bist oder auch danach?

307 00:19:18
308 *Probandin 1:* Nein, das war, als ich Diabetes hatte. Aber ich meine, das war halt so.

309 Ich sage jetzt mal, die wussten nicht, was das ist. Aber dann halt so dumme Sprüche
310 zu drücken. Ich weiß es nicht mehr, was die genau gesagt haben. Aber dann so Sprü-
311 che zu drücken, da denke ich mal einfach so, dann frag doch nach, was es ist oder
312 was los ist. Das finde ich einfach....blöd. Es war dumm.

313 00:19:44

314 *Interviewer:* Heißt das war, nachdem klar war, dass du Diabetes hast-

315 00:19:48

316 *Probandin 1:* und dann gleich wieder in der Schule

317 00:19:49

318 *Interviewer:* Das war auch noch, nachdem dein Papa erklärt hat, was mit dir ist?

319 00:19:55

320 *Probandin 1:* Soweit ich weiß, schon.

321 00:19:57

322 *Probandin 1:* Und dann haben auch manche gemeint Ja, das ist ja voll cool, Diabetes
323 zu haben, wo ich mir dachte, die sind ja nicht mehr ganz dicht, weil ich meine, ich finde
324 so Sprüche immer dumm. Ich meine, die wissen nicht, was das ist. Aber ganz im Ernst:
325 Dann soll man nachfragen und nicht einfach irgendwas drauf los reden. Die haben halt
326 mitbekommen, dass ich Geschenke und Karten bekommen als ich im Krankenhaus
327 war und Glückwünsche und so was. Und ich hab dann halt auch was Süßes gegessen,
328 weil mein Wert niedrig war. Ich sage jetzt keine Namen, weil ich finde es immer doof,
329 aber eine sagte dann so: Ich will das auch haben, damit ich so viele Süßigkeiten essen
330 kann. Nee, ist nicht cool. Und die andere meinte: Ohh cool, dann kriege ich Ge-
331 schenke. Ja, sowas kam da.

332 00:20:42

333 *Interviewer:* Denen war vermutlich nicht bewusst, was da alles hinten dranhängt.

334 00:20:42

335 *Probandin 1:* Jo.

336 00:20:42

337 *Interviewer:* Merkst du das jetzt auch noch? Du bist ja jetzt auf der weiterführenden
338 Schule und kennst mittlerweile nochmal ganz andere Leute als in der Grundschule.
339 Sagt da auch noch mal irgendjemand was?

340   00:21:08

341   *Probandin 1:* Also ich meine, es ist ja jetzt nicht mehr so auffällig. Ich hab die hinten
342   am Po, die Geräte. Und ich bezweifle jetzt, dass da jeder genau hin starrt, sag ich jetzt
343   mal und das direkt sieht und deswegen. Also wenn man es halt weiß oder so kriege
344   ich schon mal ne Frage gestellt oder so. Aber ansonsten nicht. Aber was mich manch-
345   mal nervt, ist im Schwimmbad im Sommer, dass die Leute dann irgendwie, dass man-
346   che Leute, auch Erwachsene, die stehen dann da so, und die eine geht zur anderen
347   und zeigt genau mit dem Finger auf mich und ich guck die an, die guckt mich an z.B.
348   und zeigt weiter auf mich und redet mit der. Da denke ich mir auch, ihr seid erwachsene
349   Leute, kommt doch einfach zu mir und fragt, was das ist, oder fragt, was los ist. Und
350   dann wäre es auch gut gewesen.

351   00:21:54

352   *Probandin 1:* Aber es war letztens süß, da kam ein kleines Kind. Als wir einen Ausflug
353   mit dem Papa gemacht haben, hat sie zu mir gesagt, hast du ein Aua am Arm? Als ich
354   das Gerät noch am Arm hatte. Das war süß (lacht).

355   00:22:00

356   *Interviewer:* Was hast du dann gesagt?

357   00:22:06

358   *Probandin 1:* Ich hab gesagt, also ihre Mutter hat es ja eigentlich erklärt. Ich habe ihr
359   gesagt, dass ich Diabetes habe, und dann hat die Mutter das ein bisschen erklärt.

360   00:22:17

361   *Interviewer:* Würdest du sagen, dass sich in der Schule irgendwas verändert hat,
362   nachdem du die Diagnose hattest?

363   00:22:28

364   *Probandin 1:* Bisschen halt. Sodass man beim Essen das vielleicht mal eingeben muss
365   oder so. Oder dass man während einem Test oder einer Arbeit mal nachschreiben
366   muss oder vielleicht mal kurz Pause machen muss oder so aber sonst nicht wirklich.

367   00:22:49

368   *Interviewer:* Und deine Klassenlehrerin, hat die sich anders verhalten, nachdem das
369   mit der Diagnose klar war? Oder hat sie dich behandelt wie vorher auch?

370 00:22:57

371 *Probandin 1:* In der Grundschule war die dann ein bisschen übervorsichtig manchmal,
372 aber ansonsten alles gut.

373 00:23:06

374 *Interviewer:* Was meinst du mit übervorsichtig?

375 00:23:09

376 *Probandin 1:* Ja, es war dann irgendwann ein bisschen nervig, wenn man so von seiner
377 Lehrerin, die aber davon nicht wirklich so viel Ahnung hatte, dann irgendwie alle fünf
378 Minuten gefragt wurde. Ja, und wie ist dein Wert, ist alles gut? Hast du das gebolt und
379 hast du das gebolt? Und das war dann halt schon ein bisschen nervig, wo ich mir
380 manchmal so dachte: Ich kriege das schon alleine hin.

381 00:23:30

382 *Interviewer:* Wurde das denn dann besser mit der Zeit, als du in der vierten Klasse
383 zum Beispiel warst?

384 00:23:36

385 *Probandin 1:* Also ich meine, dass ich der das auch einmal gesagt habe. Dass ich das
386 alleine schaffe, dass ich dafür Verantwortung übernehmen kann, dass ich das alleine
387 hinkriege und mich darum kümmer. Und dann wurde es ein bisschen besser.

388 00:23:51

389 *Interviewer:* Und ging es in der Schule schon mal richtig schlecht? Dass du einen ext-
390 remen Unterzucker hattest, zum Beispiel?

391 00:24:02

392 *Probandin 1:* In der Grundschule? Noch nicht, aber in der weiterführenden einmal. Da
393 bin ich im Deutschunterricht bin ich ohnmächtig geworden (lacht). Ich lache, weil das
394 war so lustig. Ich habe eine richtig coole Deutschlehrerin. Das war Ende der fünften,
395 Anfang der sechsten Klasse, und meine Deutschlehrerin war immer ganz cool damit
396 umgegangen. Manchmal, wenn ein Wert niedrig ist, wenn es mir schlecht geht, dann
397 soll ich durch die ganze Klasse schreien. Das war dann wie gesagt voll lustig. Und wie
398 gesagt, die ist ganz, ganz cool. Und da war ich einmal so niedrig, und ich konnte mich
399 halt schon nicht mehr... Ich war dann halt, als ich saß, dann schon so da, und wir sind
400 manchmal so, wie man da man halt müde ist fallen einem ja manchmal so die Augen
401 zu. Man guckt mal wieder so.. (macht es vor) Und es war dann im Deutschunterricht

402 auch so. Ich saß da, und meine Freundin saß irgendwie da (deutet es mit den Händen
403 an). Dann bin ich dann halt weggenickt aber halt nicht so irgendwie nach hinten oder
404 nach vorne gefallen. Mir sind einfach die Augen zugefallen, und nach fünf Minuten,
405 zehn Minuten guckt meine Freundin mich dann endlich mal so an, habe ich erzählt
406 bekommen. Und meldet sich und meint: Ja entweder ist die M. eingenickt oder die ist
407 ohnmächtig. Und meine Deutschlehrerin dann: "Ja dann steh auf und geh hin und miss
408 mal den Blutzucker!" Weil, meine Freundin halt wusste, wie das geht und nimmt schnell
409 das Gerät, kramt durch den ganzen Ranzen, am Ende lag alles verteilt auf dem Boden
410 (lacht) und dann hat sie den Blutzucker gemessen. Da war ich halt bei "Low".. Low
411 heißt ganz niedrig, sodass es halt nichts mehr anzeigt. Ich war aber noch nicht schlimm
412 ohnmächtig, die haben mich dann an den Schultern gerüttelt und dann bin ich aber
413 aufgewacht und die Freundin hat mir dann probiert Traubenzucker oder nen Saft ein-
414 zuflößen, ich weiß nicht mehr, was es war, aber dann bin ich ja wieder aufgewacht.
415 Also, war nicht so schlimm, die Unterzuckerung, also das ohnmächtig werden.

416 00:25:40
417 *Interviewer:* Naja...

418 00:25:59
419 *Probandin 1:* Also ich finds lustig.

420 00:26:00
421 *Probandin 1:* Aber hast du in dem Moment nicht gedacht "ach du lieber Gott,..."

422 00:26:09
423 *Probandin 1:* In dem Moment ist es halt doof, wenn man sich so scheiße fühlt.

424 00:26:11
425 *Mutter:* In dem Moment ist Denken schwer...(lacht gequält).

426 00:26:16
427 *Probandin 1:* Da muss man also, da bin ich nicht ansprechbar. Dann laber ich dann
428 nur Scheiße auf gut Deutsch. Aber jetzt, im Nachhinein finde ich es so lustig.

429 *Interviewer:* Das wundert mich, wenn du da sitzt und merkst, du ist dämmerstjetzt weg.
430 Hast du dann im Moment nicht gedacht: Oh, ich muss was machen?

431 00:26:51
432 *Probandin 1:* Oh, ich habe gedacht, aber da ist man schon so schnell weg

433 00:26:27

434 *Interviewer:* Hattet ihr schon mal so etwas wie eine Ketoazidose?

435 00:26:35

436 *Mutter:* (Schüttelt den Kopf).

437 00:26:57

438 *Mutter:* Ich muss aber dazu sagen Wir gucken nie nach dem Urin.

439 00:27:05

440 *Probandin 1:* Ach, nach diesen Ketonen?

441 00:27:05

442 *Mutter:* Genau.

443 00:27:18

444 *Interviewer:* Das ist doch auch dieses kontinuierliche Glukose-Monitoring, was du
445 machst. Damit hat man es doch auch ziemlich im Blick, oder?

446 00:27:27

447 *Vater:* Darf ich kurz was dazu sagen? Das ist nicht dieses CGM, das ist das FGM, das
448 heißt, der zeigt den Wert nur an, wenn du den Scanner an den Sensor hältst. Allerdings
449 hat jetzt die zweite Generation den Alarm. Man kann einstellen, wenn der Grenzwert
450 über- oder unterschritten wird und dann gibt der Alarm.

451 00:28:03

452 *Probandin 1:* Und einmal morgens ist das passiert, da ist die Mama fast verrückt ge-
453 worden.

454 00:28:16

455 *Mutter:* Das war aber auch wirklich schlimm. Eine Unterzuckerung, aber eine ganz
456 massive.

457 00:28:18

458 *Probandin 1:* Mama findets immer noch nicht lustig, aber ich schon (lacht). Mama, willst
459 du es erzählen?Ich bin generell voll der Langschläfer, ich kann bis mittags um drei
460 schlafen. Wenn ich gelassen werde, hab ich das auch gemacht. Und dann war ich halt
461 um halb eins, war das, glaube ich, war ich immer noch nicht wach. Da war ich aber
462 halt noch nicht so die Langschläferin. Dann kam die Mama hoch, ich weiß nicht mehr
463 genau, du weißt es besser, weil du es nicht lustig findest.

464	00:28:45

465 *Mutter:* Das war nur mein Bauchgefühl. Ich habe mir gedacht, irgend etwas stimmt da
466 nicht und jetzt gehst du lieber mal messen. Und dann habe ich gemessen, und dann
467 hat er schon gar nichts mehr angezeigt. Und dann habe ich blutig gemessen, da war
468 die bei 25! Das war schon krass. Ich habe sie dann versucht anzusprechen und die
469 war total weg. Da hat sie nur ihre Hände angeguckt.

470 00:29:07

471 *Probandin 1:* Das war voll lustig!

472 00:29:09

473 *Mutter:* Ich war total happy, dass sie noch einigermaßen die Augen auf hatte. Ich hab
474 dann die Schwester geholt und gesagt, bleib bei der M. , sprich mit der. Ich bin direkt
475 runter, hab erstmals das Insulin ausgestellt, bin direkt runter, hab Saft geholt und hatte
476 schon im Hinterkopf: Wenn sie den Saft nicht trinkt, dann muss ich die Notfallspritze
477 machen und den Notarzt rufen. Sie hat aber dann getrunken, und dann hab ich mich
478 zu ihr gelegt, habe versucht, mit ihr zu sprechen. Dann hat die gedacht, ich wäre ein
479 Alien.

480 00:29:35

481 *Probandin 1:* Das war so lustig! (lacht)

482 00:29:35

483 *Mutter:* Sie war wirklich ganz krass weggetreten. Und dann hat sie sich aber erstaun-
484 licherweise dafür, dass sie so niedrig war, relativ schnell erholt. Nach einer Viertel-
485 stunde war sie dann schon bei 45. Und dann sagte sie auf einmal: Oh, ich sehe ja
486 doppelt. Da dachte ich schon, das ist ein gutes Zeichen. Sie kommt schon wieder so
487 langsam zurück. Nach einer halben Stunde war es dann so, dass sie gesagt hat: Ich
488 hab Hunger. Und da habe ich gedacht, puh, wir haben es geschafft, und dann hat sie
489 gegessen.

490 00:30:05

491 *Interviewer:* Das ging aber wirklich schnell.

492 00:30:06

493 *Mutter:* Das ging schnell, und das war... Danach habe ich echt gezittert und geheult.
494 Vorher war ich total ruhig und hab reagiert, aber das war schon nicht ohne. Wenn ich
495 dann noch ne Viertelstunde später gemessen hätte... dann wär die weg gewesen. Mein

496 Chef hat im Nachhinein gesagt, Sie hätten den Notarzt rufen müssen. Aber ich habe
497 es ja hingekriegt. Aber das war schon wirklich grenzwertig. Und das ist das Problem,
498 wenn der Low anzeigt oder wenn die nur bei 40 ist und man macht nichts dann kann
499 das ganz schnell in die Hose gehen.

500 00:30:41
501 *Interviewer:* Und mit dem Messgerät? Du kannst du dir doch auch so Auswertungen
502 anzeigen lassen, oder?

503 00:30:57
504 *Probandin 1:* Da gibt es ganz viel. Man kann sich das Protokoll anzeigen lassen. Dann
505 zeigt er dir, wann und um wie viel Uhr du da welchen Blutzuckerwert hattest. Man kann
506 sich ein Tagesdiagramm anzeigen lassen. Und hier gibt's einen Durchschnitt, der es
507 dann ausrechnet. Das kann man sich immer über die letzten sieben, über die letzten
508 14, über die letzten 30 und über die letzten 90 Tage anzeigen lassen.

509 00:31:31
510 *Mutter:* Wir haben ein Programm, dann kann man es auch auf den Laptop ziehen,
511 dann kann man das dann detailliert sagen.

512 00:31:38
513 *Interviewer:* Funktioniert das auch mit einer App über das Smartphone?

514 00:31:42
515 *Probandin 1:* Bei Apple nicht. Ich hatte auf meinem alten Handy im Unterricht mal mit
516 meinem Handy gemessen, weil da hatte ich die App auf dem Handy. Die gibt's beim
517 iphone leider nicht.

518   -   Start des zweiten Aufnahmeteils -

519 00:00:03
520 *Interviewer:* Wie kann man sich denn so einen typischen Schulalltag von dir vorstellen
521 oder einen typischen Schultag in Bezug auf deinen Diabetes?

522 00:00:11
523 *Probandin 1:* Also morgens, wenn ich aufstehe, soll ich immer erst mal messen. Aber
524 das vergesse ich meistens vor Müdigkeit. Dann, wenn ich in der Schule bin, meistens,
525 wenn wir in der ersten Stunde sind, messe ich noch mal, um zu gucken, ob er in Ord-
526 nung ist oder ob ich was machen muss. Ansonsten sollte der ja eigentlich Alarm geben.

527   Aber das Ding spinnt im Moment irgendwie, weil es gibt irgendwie keinen Alarm mehr.

528   Keine Ahnung. Ansonsten messe ich, wenn ich essen muss oder einfach mal so zwi-

529   schendurch, normalerweise soll man nochmal eine Stunde nach dem Essen nochmal

530   messen, ob das KI-Verhältnis richtig ist.

531   00:01:01

532   *Mutter:* KI ist Kohlenhydratindex; man muss ja genau einstellen, wie viele Gramm, wie

533   viel Insulin für 10 Gramm abgegeben werden und das muss man verändern. Und je

534   nachdem, wie es gerade ist, kann sich von heute auf morgen verändern.

535   00:01:24

536   *Interviewer:* Wie oft misst du den Blutzucker am Tag?

537   00:01:52

538   *Probandin 1:* Kann man sich anzeigen lassen. Wozu gibts die Technik? (lacht) Sieben

539   Tage, ungefähr 17 Mal steht da, also im Durchschnitt 17 Scans an einem Tag.

540   00:02:19

541   *Interviewer:* Aber wenn jetzt ein Klassenkamerad dann Geburtstag hat, bringt den

542   Schokokuchen mit. Hast du ja gesagt, in der Grundschule ist ja schon so eine Anlei-

543   tung von deinen Eltern bekommen. Ja, okay, das muss ich schon spritzen oder muss

544   darauf achten, dass das Insulin zugeführt wird.Gibts das jetzt auch noch ein?

545   00:02:39

546   *Interviewer:* Nö. Ich krieg da ein Stück Kuchen. Ich habe da nach fast fünf Jahren ein

547   sehr gutes Gefühl für würde ich jetzt mal so von mir behaupten und schätz dann, dass

548   dann einfach das Kuchenstück oder die Stange... Man weiß ja auch immer ungefähr -

549   Wenns Schokokuchen ist, weiß ich ja ungefähr, wie viel so ein Stück hat oder wenns

550   eine Laugenstange ist, so wie vom Bäcker. Da weiß ich auch ungefähr, wieviel so eine

551   hat. Und dann geht es mal ein bisschen aufwärts, ein bisschen abwärts, je nachdem,

552   wie dick, wie dünn oder wie groß, wie klein.

553   00:03:08

554   *Interviewer:* Aber das würdest du sagen: aus Erfahrung hast du dieses Wissen jetzt

555   gewonnen?

556   00:03:13

557   *Probandin 1:* Ja.

558 00:03:13

559 *Interviewer:* Und das kannst du mittlerweile abschätzen.

560 00:03:14

561 *Probandin 1:* Ja.

562 00:03:18

563 *Interviewer:* Hast du an deiner Ernährung irgendwas geändert?

564 00:03:22

565 *Probandin 1:* Ja, das weiß ich noch ganz genau. Nicht an meiner Ernährung, aber beim
566 Trinken, und zwar wir trinken jetzt nur noch, wirklich nur noch Wasser. Außer an be-
567 sonderen Anlässen, da trinken wir mal eine Cola oder mal ne Sprite oder Mama und
568 Papa ein Bier oder sowas. Aber vorher haben wir fast nur Apfelsaft und Apfelschorle
569 getrunken. Wir haben so viel Apfelschorle getrunken, dass weiß ich noch ganz genau
570 seitdem wir- ich sage immer wir, weil es betrifft ja im Grunde genommen die ganze
571 Familie. Seitdem wir den Diabetes haben, trinken wir fast nur noch Wasser.

572 00:03:56

573 *Interviewer:* Interessant... damit die Blutzuckerschwankungen nicht so da sind?

574 00:04:01

575 *Probandin 1:* Nee, eigentlich nicht wirklich. Aber ich mein, wenn ihr jetzt Apfelsaft mal
576 so trinkt. Da guckt ihr ja auch nicht hinten drauf. Wie viel Kohlenhydrate, wie viel, wie
577 viel Zucker ist da drin?

578 00:04:11

579 *Interviewer:* Ich schon. Aber ich weiß, was du meinst, die meisten Menschen wissen
580 nicht, dass ein Glas Apfelsaft so viel Zucker hat wie...

581 00:04:18

582 *Mutter:* ne Limo.

583 00:04:29

584 *Probandin 1:* Ich sag jetzt mal, normale Menschen, die gucken ja nicht, bevor sie ein
585 Glas Apfelsaft trinken: Wie viel Zucker, wie viel Kohlenhydrate, wie viel Fett. Und seit-
586 dem man halt so auf sowas guckt, dann merkt man, wie viel Zucker oder wie viel Koh-
587 lenhydrate das sind. Und deswegen... eigentlich nicht nur deswegen, weil wir könnten
588 es ja bolen, aber es ist uns bewusst geworden.

589 00:05:00

590 *Interviewer:* Wenn man es positiv sehen möchte, wäre das doch jetzt ein positiver Ne-
591 beneffekt für euch. Dass man da noch mal drauf guckt.

592 00:05:06

593 *Mutter:* Also eigentlich nur, was das Trinken betrifft, also ernährungstechnisch mussten
594 wir nichts umstellen, wir haben auch schon vorher viel Rohkost und Salat gegessen
595 und ich habe schon immer auf Ernährung geachtet.

596 00:05:26

597 *Probandin 1:* Also die eine, die hieß Frau T. (Ernährungsberaterin bei der Schulung).
598 Ich will jetzt nicht gemein sein, aber die war ein bisschen balla balla. Also ich meine,
599 ich glaube, ihr esst doch auch manchmal zum Mittag Pfannkuchen oder Milchreis. So
600 ganz selten, oder? Nicht einmal im Monat oder so. Aber halt manchmal als Mittages-
601 sen. Und dann? Dann hat sie uns auch so Sachen gefragt. Oder zum Beispiel, ob ich
602 zu Pommes Ketchup und Mayo esse. Und dann meinte sie so: Es kann ja nicht sein,
603 dass das Kind zum Mittagessen Milchreis oder Pfannkuchen bekommt, das ist doch
604 kein Mittagsessen [unverständlich] und Ketchup wird zu Pommes auch nicht geges-
605 sen, da ist Zucker drin.

606 00:06:09

607 *Mutter:* Ja, die war sehr streng.

608 00:06:10

609 *Probandin 1:* Trotzdem machen wir das immer noch trotzdem, weil ich meine, jedes
610 Kind ist doch gerne zu Pommes Ketchup. Jeder ist doch auch mal gern Pfannkuchen
611 oder in ne Schüssel Milchreis.

612 00:07:24

613 *Interviewer:* Und da ist es ja eben so, dass du im Prinzip ja essen kannst, was du willst.
614 Du solltest dich genauso ausgewogen ernähren wie jedes andere Kind auch. Du wür-
615 dest ja auch einem gesundes Kind nicht raten: Nur weil du gesund bist, leb jetzt nur
616 noch von Pommes und Limonade.

617 00:07:42

618 *Probandin 1:* Eine normale menschliche Ernährung.

619	00:07:46

620 *Interviewer:* Jeder sollte sich ausgewogen ernähren. Fällt euch noch irgendwas ein,
621 irgend eine Episode, irgendwas Besonderes?

622	00:08:09

623 *Interviewer:* Was jetzt nicht zur Sprache kam, was ich nicht gefragt hab.

624	00:08:16

625 *Probandin 1:* Gute Frage.

626	00:08:25

627 *Probandin 1:* So plötzlich .... Mh... Fällt dir noch was ein (schaut zur Mutter)

628	00:08:29

629 *Mutter:* Mir fällt noch was ein. Schule und Sport waren am Anfang ziemlich schwierig.
630 Ich weiß noch, dass ich die ersten Wochen mit in jeden Sportunterricht gehen musste,
631 weil man hat zwar auch in der Klinik Sportbelastungstests gemacht, um einfach dann
632 zu gucken, nach wie viel Belastung, wie muss der Wert sein? Muss man vorher noch
633 irgendwas essen, damit sie gut durch die Sportstunde kommt? Und ich musste dann
634 die ersten Wochen in jeden Sportunterricht, hab Protokoll geführt habe das alles kon-
635 trolliert. Bis man dann raus hatte, mit welchem Wert sie in eine Sportstunde gehen
636 muss, damit man sicher ist, dass sie das auch gut durchsteht, weil der Körper da ja
637 viel mehr verbraucht. Und das war auch für die Lehrer wichtig. Dass man da einfach
638 guckt: Wie ist das im Sport?

639	00:09:21

640 *Interviewer:* Aber das ist dann doch gut, dass wir dich dabei haben, weil an diesem
641 Beispiel kann man auch mal sehen, was das auch für eine Belastung für die Eltern ist.

642	00:10:01

643 *Mutter:* Ich war kurz davor eine Stelle anzutreten und habe die abgesagt. Ich konnte
644 noch nicht mal ins Fitnessstudio gehen, weil ich wirklich immer erreichbar sein musste.
645 Ich bin auch die ersten Wochen und Monate...haben die mich ganz oft angerufen. Ich
646 muss in die Schule kommen, weil ... da ist am Anfang ziemlich viel Präsenz gefordert.
647 M., was woltest du noch sagen?

648	00:10:22

649 *Interviewer:* Und ich habe das immer noch, als ich in die Klinik kam, habe ich zwei
650 kleine Kuscheltiere bekommen. Einmal so ein Omnipod, also dieses Gerät, was ich

651 jetzt auch habe in Lila und einmal eine kleine Giraffe. Und ich habe zum Beispiel, als
652 ich diesen Pod setzen musste, nicht. Ich habe jetzt ja den Wechsel machen.

653 00:10:49
654 *Probandin 1:* Bald hab ich habe eine Salbe dafür, dass das nicht so weh tut. Da hat
655 sich der Papa übrigens auch drum gekümmert (lacht). Und dann ist mir das immer total
656 schwergefallen, das zu machen, diesen Wechsel. Und dann haben die immer gesagt:
657 Dann kriegst du das und das und dann haben die mich so ein bisschen bestochen
658 damit.

659 00:11:27
660 *Interviewer:* Musst du dann die Kanüle wechseln?

661 00:11:30
662 *Mutter:* Das ganze Gerät, und die Kanüle wird rein geschossen.Und das tut weh.

663 00:11:46
664 *Vater:* Diese Kanüle, das heißt, aus dem Ding schießt eine Nadel raus, die ist innen
665 hohl und da ist die Kanüle drin, und in dem Moment, wenn die Nadel drin ist, zieht sie
666 sich auch sofort wieder zurück. Und dann bleibt nur diese Teflonkanüle da drin. Im
667 Vergleich zu herkömmlichen Insulinpumpen hat diese den Vorteil, dass sie komplette
668 Bewegungsfreiheit damit hat. Sie muss das nicht irgendwie an der Hose befestigen,
669 und sie kann es auch daran lassen, wenn sie duscht und gerade das war in den letzten
670 Jahren oder Schwimmbades ein Thema, weil Kinder mit normalen Insulinpumpen, die
671 müssen die dann abkoppeln. Dann sind die zwei Stunden sag ich mal im Wasser, und
672 dann fehlt ihnen dieses Grundinsulin dann einfach. Und der Vorteil ist, dass sie mit
673 dem Ding schwimmen kann, man hat rund um die Uhr die Insulinversorgung. Wir sind
674 auch froh, dass wir es bekommen haben, weil das natürlich auch für die Krankenkasse
675 eine deutlich teurere Nummer ist als eine herkömmliche.

676 00:12:45
677 *Interviewer:* Und genau diese, seit wann habt ihr die?

678 00:12:48
679 *Mutter:* Direkt von Anfang an. Also nach einem einem halben Jahr durften wir die be-
680 antragen, und dann haben wir die direkt beantragt.

681   00:13:54

682   *Interviewer:* Gibt's jetzt irgendwie noch eine Neuentwicklung? Oder ist das nach wie
683   vor das einzige Modell dieser Art, was in Deutschland zugelassen ist?

684   00:14:03

685   *Vater:* Ich glaube, nach wie vor ist das die einzige, die es in Deutschland gibt. Aber
686   das GUte war halt wirklich, als wir die beantragt haben. Da bekam sie auch gerade die
687   Zulassung für Kinder. Es wird ja immer erst einmal alles für Erwachsene und dann für
688   Kinder, dann hinterher. Ich glaube, die Zulassung war gerade vier Wochen auf Markt
689   oder so, und das ging auch sehr schnell, weil das ist auch nicht unbedingt selbstver-
690   ständlich, da gibt es auch Unterschiede zwischen den Bundesländern. Da muss man
691   sagen, dass Rheinland-Pfalz da auch wirklich super ist. Also auch z.B. mit - sie hat ja
692   einen Schwerbehindertenausweis. 50 Prozent. Aber das Wichtige bei ihr war dieses
693   Merkmal "H". Wir haben es, indem Sinn nie wirklich großartig ausgenutzt. Du kriegst
694   mal nen reduzierten Eintritt. Aber was einfach für uns wirklich super war, weil wir ja
695   jetzt kein Pflegegeld oder Pflegestufe oder sonst etwas bekommen. Aber wir haben
696   höheren Steuerfreibetrag und das ist halt einfach dafür war es halt wirklich super. Das
697   haben die gemacht, ohne mit der Wimper zu zucken. Aber Hessen ist da viel schwie-
698   riger.

699   00:15:04

700   *Interviewer:* Herzlichen Dank für eure Zeit und eure Offenheit!

Interview Proband 2

1   00:00:00

2   *Interviewer:* Ja, meine erste Frage ist eine Aufforderung. Beschreibe doch mal bitte

3   deinen Schüler, der Diabetes hat. Wie würdest du ihn charakterisieren?

4   00:00:16

5   *Proband 2:* Sehr zurückhaltend, höflich, freundlich, gut erzogen. Seine Mama sagt halt,

6   sie haben viele Förderschüler in der Familie, sie selbst auch. Er war relativ langsam

7   im Denken sage ich mal, schon auf der Kippe zwischen Förderschule und normaler

8   Grundschule. Mal gespannt, wie er sich jetzt an der weiterführenden Schule schlägt,

9   aber ansonsten fällt mir ein, dass er nicht sehr sportlich war. Er war auf der Sprachför-

10   derschule vorher. Er hat die ersten zwei Schuljahre in der Schule gemacht hat, dann

11   die zweite Klasse bei uns wiederholt. Und hat er dann in diesem Jahr weiterhin den

12   Förderstatus gehabt und dadurch ein Anrecht auf die Förderlehrerin. Wäre er in die 3.

13   Klasse gegangen, hätte er den vollen Förderbedarf verloren. Er war dann bei den Äl-

14   teren in seiner Klasse, das ist aber nicht besonders aufgefallen.

15   00:02:01

16   *Interviewer:* Hast du deinen Schüler schon als Diabetiker kennengelernt?

17   00:02:04

18   *Proband 2:* Ja. Das war von Anfang an, und das war dann auch nicht ganz so einfach,

19   weil man das noch nie gehabt oder wenn man das nicht gewohnt ist, dass das ein

20   Schüler hat. Dann muss man erst einmal, da muss man aufpassen, dann muss man

21   gründlich sein. Da muss man genau wissen, was zu tun ist, in welchen Situationen.

22   Aber es hat sich relativ schnell gut eingespielt, und umso älter er geworden ist, umso

23   selbstständiger war er.

24   00:02:31

25   *Interviewer:* Weißt du, seit wann er Diabetes hatte?

26   00:02:33

27   *Proband 2:* Das weiß ich nicht.

28   00:02:35

29   *Interviewer:* Das heißt, du hast den Schüler in der zweiten Klasse bekommen. Aber

30   dann war er schon neun? Weil er ja eine Klasse wiederholt hat.

31   00:02:44

32   *Proband 2:* Er ist Jahrgang 2008, ja das könnte so gewesen sein.

33   00:02:54

34   *Interviewer:* Kannst du dich noch erinnern, wie dir von der Krankheit berichtet wurde?

35   Haben dich die Eltern informiert?

36   00:03:05

37   *Proband 2:* Ja, klar. Die Eltern haben direkt das Gespräch gesucht und gesagt: Unser

38   Sohn hat Diabetes, und sie müssen an das und das denken. Und hier haben sie das

39   und das, und das brauchen sie auch. Sie haben mir eine Liste mit Werten gegeben

40   und für den Fall, dass er Unterzucker hatte, hatte ich im Schrank immer einen Vorrat

41   an Fritt-Stangen (Kaubonbons) und Saftpäckchen für verschiedene Stufen, je nach-

42   dem, wie viel er zu wenig hatte. So ganz bunt gemischt quasi. Und dann stand da

43   immer bei so und soviel Unterzucker ein Saftpäckchen, eine Fritt-Stange, bei wenig

44   Unterzucker nur eine Fritt- Stange, usw. Und so war das dann quasi aufgeteilt, und ich

45   hatte meine Tabelle da, und wenn das so war oder andersherum wenn es zu viel war,

46   so und soviel spritzen. Das war eine einfache Tabelle, damit konnte ich gut umgehen.

47   Und ab einem gewissen Grad sollte ich dann immer anrufen. Das habe ich schon re-

48   lativ oft gemacht am Anfang, weil es relativ oft vorkam. Zum Beispiel: Der Zucker ist

49   zu hoch, jetzt muss ich anrufen. Das ist irgendwie ein Problem. Aber meistens war es

50   dann ja doch kein Problem, sondern eher nach dem Motto: Ja, dann geben Sie eben

51   noch mehr davon oder noch mehr spritzen. Irgendwann habe ich aber nicht mehr an-

52   gerufen. Wenn es schon ein Fall war, den wir hatten. Dann habe ich mich einfach

53   daran erinnert: Was haben wir in dem Fall gemacht? Dann haben wir das wieder ge-

54   macht und irgendwann fast gar nicht mehr angerufen.

55   00:04:45

56   *Interviewer:* Durch die Erfahrung, die du gewonnen hast.

57   00:04:45

58   *Proband 2:* Genau, am Anfang habe ich mich strikt an diese Tabelle gehalten und

59   wenn da bei einem Wert stand: Bitte anrufen, dann habe ich das gemacht. Wenn er

60 aber dann zum Beispiel nur um 10 erhöht war oder so, dann haben wir dasselbe ge-
61 geben. Er ist ja auch schon in dem Alter gewesen, in dem er schon ganz gut damit
62 umgehen konnte.

63 00:05:13
64 *Interviewer:* Also er hat gespritzt, er hatte keine Pumpe?

65 00:05:15
66 *Proband 2:* Er hat am Anfang gespritzt und dann hat er eine Pumpe gehabt.

67 00:05:18
68 *Interviewer:* War das dann einfacher für dich mit der Pumpe?

69 00:05:22
70 *Proband 2:* Ja, würde ich schon sagen. Aber ich weiß nicht, ob es nur an der Pumpe
71 lag oder ob es am Alter lag. Weil er hatte es am Anfang ja immer gespritzt. Er hat auch
72 alles selber gemacht. Also, ich hab nix damit zu tun gehabt. Da musste er sich ja auch
73 dann in den Daumen stechen und dann das Blut... Das war dann auch für die anderen
74 Kinder ein bisschen ... (atmet tief ein) Die mussten sich auch erst mal dran gewöhnen.
75 Aber umso weiter es ging, umso normaler war es.

76 00:05:52
77 *Interviewer:* Er musste dann auch wirklich immer noch blutig messen? Er hatte keinen
78 Sensor?

79 00:05:59
80 *Proband 2:* Am Anfang. Später hatte er einen Sensor.

81 00:06:03
82 *Interviewer:* Als er die Pumpe bekam?

83 00:06:04
84 *Proband 2:* Genau, die hatte er auch beim Schwimmen und so.

85 00:06:10
86 *Interviewer:* Hattest du Bedenken oder Ängste, als du erfahren hast, dass du ein Kind
87 mit Typ 1 -Diabetes in die Klasse bekommst?

88 00:06:32
89 *Proband 2:* Eigentlich nicht. Also klar, am Anfang ist man dann überkorrekt, sage ich

90 mal. Aber danach nicht. Gefühlt bist du als Lehrer oder gerade auch als Sportlehrer
91 dafür ausgebildet, bei kritischen Situationen die Ruhe zu bewahren und richtig zu rea-
92 gieren. Da ist ja schon alles passiert. Ich habe zum Beispiel erlebt, dass sich beim
93 Fußball einer das Schien- und Wadenbein gebrochen hat. Und dann kam der Kran-
94 kenwagen. Oder im ersten Schuljahr ist ein Kind gefallen, ist mit dem Gesicht genau
95 auf die Kante von der Bank gestürzt. Und dann ist mir das Blut quasi komplett entgegen
96 geschossen... Als Sportlehrer hast du ja auch noch mehr ärztliche Ausbildung als nor-
97 male Grundschullehrer. Du hast einen Rettungsschwimmerschein und eine Sanitäts-
98 ausbildung... generell hast du einen größeren Erfahrungsschatz. Und da sind wir auch
99 in der Schule gut aufgestellt. Ab der vierten Klasse hatte ich dann zusammen mit der
100 Frau M. Unterricht in der Klasse, die hatte selber Diabetes Typ 1 und dann ab dem
101 Zeitpunkt war es dann noch weniger ein Problem. Ich war nur dann zuständig, wenn
102 ich alleine war. Ansonsten hat sie das übernommen. In der vierten Klasse hat der
103 Schüler auch generell fast alles alleine gemacht. Wir haben in der Parallelklassen au-
104 ßerdem eine Lehrerin, die war vorher Krankenschwester gewesen. Wir sind gut aus-
105 gestattet für Notfälle.

106 00:08:41

107 *Interviewer:* Die nächste Frage wäre, ob du dich sicher gefühlt hast im Umgang mit
108 dem Schüler hinsichtlich der Krankheit. Das hast du mir schon beantwortet. Bestand
109 denn umgekehrt die Gefahr, das man dazu neigt, so einen Schüler "in Watte zu pa-
110 cken"?

111 00:09:03

112 *Proband 2:* Nein, gar nicht. Das war eigentlich immer so, dass man ihn behandelt hat
113 wie ein normales Kind. Wir hatten da nicht ständig im Kopf: Oh, er hat ja Diabetes.
114 Unser Verhalten ihm gegenüber, würde ich sagen, war ganz normal. Und wie gesagt,
115 am Anfang denkt man natürlich ein bisschen: Da muss man jetzt aufpassen und immer
116 wieder mitdenken, zum Beispiel beim Frühstück. Aber das hat sich ja auch nach dieser
117 leichten Anspannung am Anfang total normalisiert. Und dann im vierten Schuljahr, wo
118 er die Pumpe bekam und die Kollegin dazu kam, war es überhaupt kein Problem mehr.
119 Er war ja auch relativ entspannt. Er hat keine Panikattacke bekommen, wenn er unter-
120 zuckert oder überzuckert war. Manchmal hat er gesagt, mir ist schwindelig und dann
121 habe ich gesagt, ok, dann miss mal. Es war wirklich kein Fall dabei, wo es irgendwie
122 kritisch wurde oder Panik war oder so.

123   00:10:47

124   *Interviewer:* Du hast eben schon mal angesprochen, dass das für die Klassenkamera-
125   den ja auch teilweise vielleicht ein bisschen gewöhnungsbedürftig war, wenn er dann
126   blutig messen oder auch spritzen musste. Kannst du dich noch erinnern, wie die Klas-
127   senkameraden das erfahren haben? Ihr habt jetzt hier einen Mitschüler, der hat Dia-
128   betes?

129   00:11:11

130   *Proband 2:* So ungefähr wars. Der M. hat Diabetes und muss sich spritzen und er hat
131   es dann auch teilweise gezeigt. Und dann war es für manche... manche können ja
132   auch kein Blut sehen und sind in dem Fall sehr empfindlich.

133   00:11:27

134   *Interviewer:* Oder haben Angst vor Spritzen!

135   00:11:30

136   *Proband 2:* Ja, klar. Aber es hat sich total normalisiert. Am Anfang war es total interes-
137   sant, und man hat vielleicht zugeguckt. Er ist dann so in eine Ecke gegangen, hinter
138   einen kleinen Vorsprung beim Waschbecken. Das war aber auch zügig kein Problem
139   mehr.

140   00:11:58

141   *Interviewer:* Ich muss noch mal nachhaken, er kam ja dann neu in die Klasse...

142   00:12:05

143   *Proband 2:* Aber das war zum Beispiel auch total normal. Wir hatten eine ganze
144   Klasse, wo quasi ein regelmäßiges Durchlaufen war und er war einer von denjenigen,
145   die bis zum Ende noch in der Klasse waren. Er wurde nicht bei uns eingeschult. Aber
146   von den ursprünglich 24 Kindern, sind 13 dazu gekommen und wieder gegangen. Es
147   war eine große Fluktuation. Ich kannte das vorher nicht, das ist nicht die Vorstellung
148   von mir von Grundschule und hoffe auch nicht, dass das wieder passiert. Das hatte
149   auch mit der Flüchtlingsproblematik zu tun. Aber das war für die Kinder ganz normal,
150   dass neue Kinder kamen und dass Kinder weggehen.

151   00:13:05

152   *Interviewer:* Wie war der Junge in die Klassengemeinschaft integriert?

153   00:13:10

154   *Proband 2:* Wie gesagt, am Anfang hat es ein bisschen gedauert, aber das lag nicht

155 an dem Diabetes, sondern es lag an seiner zurückhaltenden Art. Die anderen waren
156 schon sehr aktiv, und er war wirklich zurückhaltend. Aber danach, nach einer doch
157 etwas längeren Eingewöhnungsphase, war er schon integriert, weil es halt, wie gesagt,
158 auch normal war, dass neue Kinder kamen. Und die haben dann auch wieder An-
159 schluss gesucht. Wir haben generell in der Klasse oft die Sitzordnung getauscht. Am
160 Ende war er ganz normal integriert.

161 00:13:57

162 *Interviewer:* Kannst du dich an besonders negative oder positive Erlebnisse zwischen
163 den Kindern bezüglich seines Diabetes erinnern?

164 00:14:17

165 *Proband 2:* Krankheitsmäßig überhaupt gar nicht. Ansonsten... Er ist zum Beispiel mit
166 auf Klassenfahrt gefahren und wir fahren nach Norderney und dann für fünf Tage. Das
167 ist ja auch schon mutig von ihm, das Ganze auch alleine zu machen. Klar, wir hatten
168 die Frau M. dabei und die Frau H. als ehemalige Krankenschwester. Ich war dabei,
169 mittlerweile hatte ich auch einen guten Kenntnisstand. Ich hatte dann mit der Mama
170 Kontakt. Alle anderen hatten eigentlich keinen Kontakt zu den Eltern. Es war abge-
171 sprochen, dass die Kinder sich verabschieden und dass die nicht abends anrufen oder
172 so etwas, sondern es war Funktstille vereinbart. Mit der Mutter der Schülers habe ich
173 vereinbart, dass wir abends das Messgerät fotografiert haben und das geschickt ha-
174 ben. Und dabei war auch alles in Ordnung. Und da war halt auch ganz normal mitten-
175 drin.

176 00:15:29

177 *Interviewer:* War das ebenfalls in der vierten Klasse?

178 00:15:29

179 *Proband 2:* Genau, am Anfang der vierten Klasse.

180 00:15:35

181 *Interviewer:* Ich muss gerade mal zurückspringen. Meinst du, die gute Integration hat
182 auch etwas damit zu tun, dass ihr eine Schwerpunktschule seid?

183 00:16:23

184 *Proband 2:* Wir haben drei Klassen in einer Stufe, und eine Klasse hat dann meistens
185 die Förderkinder drin. Sonst würde die Förderlehrerin ja in allen Klassen herumhüpfen.
186 Am Anfang war es so, dass die mehr bei mir waren. Die sind aber dann irgendwie bei

187   mir rausgerutscht, weil sie zurückgegangen oder an andere Schulen gegangen sind
188   oder jemand seinen Förderbedarf verloren hat. Und dann, in der dritten und vierten
189   Klasse, waren sie dann mehr die Parallelklasse. Aber in der Grundschule hast du im-
190   mer dieses breite Spektrum. Die Kinder haben ja keine Vorurteile oder Bedenken. Das
191   haben meistens die Eltern, aber die Kinder selten, weil sie es nur so kennen.

192   00:17:12

193   *Interviewer:* Richtig. Wobei - Kinder können ja auch brutal sein, wenn sie irgend etwas
194   ablehnen oder doof oder seltsam finden...

195   00:17:18

196   *Proband 2:* Aber bei Krankheiten eigentlich nicht. Klar, wenn sich einer nicht beneh-
197   men kann oder eklig ist oder ungepflegt oder so. Und dann vor allem in der dritten,
198   vierten Klasse. Aber bei uns hat jeder quasi sein Päckchen zu tragen. Wir hatten Kin-
199   der mit ADS, die Tabletten nehmen, die verhaltensauffällig waren, Scheidungskinder.
200   Ja, es waren ganz wenig Kinder, bei denen man sagt: Die sind aus einem behüteten
201   Elternhaus mit Mama und Papa und in Deutschland groß geworden. Also entweder
202   waren die Flüchtlinge oder Mama und Papa getrennt oder Patchwork-Familie, oder
203   oder, oder. Wir haben das dann auch immer mal wieder thematisiert, im Klassenrat
204   oder so. Wenn jemand krank ist und Medikamente nehmen muss, dann haben wir
205   dann M. als Beispiel genommen. Der M. hat Zucker oder Diabetes, und deswegen
206   muss er das so und so machen und kann manche Sachen nicht machen. Und die
207   anderen Kinder haben Asthma und müssen ihr Asthmaspray nehmen und ein anderer
208   muss aber Tabletten nehmen, weil er sich sonst nicht konzentrieren kann.

209   00:18:49

210   *Interviewer:* Kannst du noch etwas von der Klassenfahrt erzählen? Gab es Diskussio-
211   nen im Vorhinein, ob das möglich ist, ihn ohne Begleitperson mitzunehmen?

212   00:18:58

213   *Proband 2:* Nein, gar nicht. Die Mama hatte die Devise: Der soll so normal wie möglich
214   und ohne Angst mitfahren. Es war von Mama und Papa gar kein Problem, vor allem
215   nicht wegen dem Zucker. Eher so die ganz normalen Bedenken wie: Oh, das ist aber
216   lang oder das ist aber weit oder mein Sohn oder meine Tochter haben noch gar nicht
217   woanders geschlafen oder sind es gar nicht gewohnt, woanders zu übernachten. Das
218   sind nur die allgemeinen Dinge, an die ich mich erinnern kann. Aber das hat nichts mit
219   der Krankheit zu tun. Ja, weil sie dem Jungen vertraut haben. Sie haben mir vertraut.

220 Wir haben gut zusammengearbeitet. Wir wussten ja auch, Frau M. ist dabei, Frau H.
221 ist dabei. Es war eigentlich kein Problem. Und sie wollten es ja auch so. Dass er bei
222 allem so viel wie möglich mitnimmt.

223 00:20:05
224 *Interviewer:* Gab es im Sport mal Probleme?

225 00:20:12
226 *Proband 2:* Es kam mal vor, dass er gesagt hat: Mir ist schwindelig oder mir gehts nicht
227 gut usw... Wenn er irgendwas hatte, haben wir gesagt, dann miss mal und dann hat er
228 gemessen, und dann haben wir das entweder hoch oder runter reguliert, und wenn es
229 dann wieder ging, hat er wieder mitgemacht.

230 00:20:42
231 *Interviewer:* War das von Anfang an so unkompliziert? Ich frage deshalb, weil mir in
232 einem anderen Fall berichtet wurde, dass die Mutter wochenlang mit in den Sportun-
233 terricht kommen musste, weil sie Probleme hatten, den richtigen Wert herauszufinden.

234 00:20:59
235 *Proband 2:* Das war bei uns kein Problem, er hat alles mitgemacht, schwimmen, ganz
236 normal, alles kein Problem. Vielleicht, dass er mal länger brauchte, um sich umzuzie-
237 hen oder fertig zu machen.

238 00:21:12
239 *Interviewer:* Als als du erfahren hast, dass du einen Schüler bekommst, der Diabetes
240 Typ 1 hat. Wie hast du dich darauf vorbereitet?

241 00:21:43
242 *Proband 2:* Ich wurde nicht fortgebildet oder ausgebildet extra dafür, sondern man hat
243 sich noch mal genau informiert. Kurz mal nachgelesen: Was ist das überhaupt? Was
244 ist das für eine Krankheit? Welche Ursachen hat es? Aber das war vielleicht eine
245 Stunde Recherche, aber das meiste hat mir die Mama gesagt. Sie war da und hat mir
246 erlärkt, so siehts aus, bei dem Wert muss man so reagieren. Für mich war diese Ta-
247 belle gut, dadurch wusste ich, was ich bei dem jeweiligen Zuckerstand machen
248 musste. Er war aber auch sehr eigenständig. Ich habe keine spannende Geschichte
249 dazu, weil er war immer sehr eigenständig und konnte das alles alleine. Und ich habe
250 ihn dann quasi nur dabei begleitet und dann mit den Sachen versorgt. Er hat mir den

251 Wert gesagt, und dann haben wir zusammen geguckt und dann habe ich ihm das ent-
252 sprechende gegeben.

253 00:22:43

254 *Interviewer:* Perfekt. Gab es denn Kollegen, die irgendwelche Bedenken hatten?

255 00:22:51

256 *Proband 2:* Nee, auch nicht. Aber ich habe das Gefühl, wir kennen hier eh alles. Man
257 muss es natürlich sagen, wenn jetzt einer Vertretung hat, der Schüler hat Zucker, der
258 hat Asthma oder so. Aber die Kinder sind damit so vertraut, die wissen: Ich hab Zucker
259 oder: Ich hab Asthma und die können das auch alleine sagen. Das sind keine Kinder,
260 die dann das irgendwie vergessen oder so. Aber die werden ja quasi auch immer dann
261 irgendwo daran erinnert, durch irgendwas und die meisten Lehrer auf der Stufe kennen
262 die "Pappenheimer" sowieso, die Kinder mit Beeinträchtigungen.

263 00:23:39

264 *Interviewer:* Musstet ihr auch eine Notfallspritze deponieren?

265 00:23:44

266 *Proband 2:* Genau. Wir hatten für alles Ersatz, Nadeln und so weiter, wirklich alles,
267 was man brauchen könnte, hatten wir alles da im Klassenraum, alles im Schrank, ein
268 komplettes Ersatzset für irgendwas, es war alles da, wurde aber eigentlich nicht ge-
269 braucht. Irgendwann wurde es mal ausgetauscht oder erneuert. Oder Lebensmittel,
270 die abgelaufen waren, getauscht.

271 00:24:42

272 *Interviewer:* Wurde vom Nachteilsausgleich Gebrauch gemacht?

273 00:24:43

274 *Proband 2:* Aber die Frage ist: Welchen Nachteil hat man in der Schule durch Diabe-
275 tes?

276 00:24:53

277 *Interviewer:* Zum Beispiel wenn ein Test geschrieben wird. Dass man dann den Wert
278 kontrolliert und wenn der nicht so gut ist, Maßnahmen ergreift und dann später anfan-
279 gen darf bzw. mehr Zeit bekommt.

280 00:25:11

281 *Proband 2:* Den Förderstatus hatte er nur in der zweiten Klasse, als er keine Noten

282 bekommen hat. Ab der dritten Klasse haben wir ihn eigentlich ganz normal gefördert
283 oder gefordert, wie jeden anderen auch. Wir haben da weder Rücksicht auf den ehe-
284 maligen Förderstatus genommen noch auf Diabetes, sondern es galt generell: Wenn
285 jemand ein bisschen mehr Zeit brauchte, dann hat er die auch bekommen. Wir haben
286 dann ganz selten gesagt: So, jetzt ist Schluss. Es ist ja alles ein bisschen aufgeweich-
287 ter, weil man möchte, dass die Kinder mit einem positiven Gefühl aus der Grundschule
288 rausgehen, mit einem guten Gefühl für Noten. Und man hat jedem Kind praktisch sei-
289 nen Nachteilsausgleich irgendwo gegeben, was aber nicht unbedingt mit der Krankheit
290 zu tun hatte. Aber die Arbeit mit ihm oder mit den Eltern wäre genauso gewesen, wenn
291 er keinen Zucker gehabt hätte.

292 00:26:31
293 *Interviewer:* Fällt dir noch irgendwas ein, was noch nicht zur Sprache kam? Irgendwel-
294 che Episoden oder irgendwelche Besonderheiten?

295 00:26:40
296 *Proband 2:* Der Anfang war ein bisschen tricky. Man musste sich erst mal rein arbeiten,
297 aber danach war es wirklich ok. Mir fällt nichts Dramatisches ein. Er war selbstständig,
298 wir hatten es immer gut im Griff, er hat immer alles mitgemacht. Er wollte immer alles
299 mitmachen. Es gab nie ein Problem deswegen.

300 00:27:13
301 *Interviewer:* Das ist ja super...

302 00:27:18
303 *Proband 2:* Ja, es kann vielleicht auch anders laufen. Da ist eigentlich alles glatt ge-
304 laufen.

305 00:27:28
306 *Interviewer:* Könntest du noch ungefähr beziffern, wie lange die Eingewöhnung gedau-
307 ert hat, bis alles rund lief?

308 00:27:48
309 *Proband 2:* Ich hätte jetzt gesagt, vielleicht bis zu den Herbstferien, also die ersten
310 fünf, sechs, sieben Wochen. Mit jedem Anruf hat man an Sicherheit gewonnen. Am
311 Anfang habe ich bei bestimmten Werten immer angerufen. Dann wusste man aber
312 irgendwann, was bei welchem Wert zu tun war und dann bin ich mit der Mutter so
313 verblieben, dass ich nicht immer anrufen muss. Ich kann mich in der vierten Klasse

314   zum Beispiel gar nicht erinnern, dass wir da noch mal angerufen haben. Da war natür-

315   lich auch viel Homeschooling durch Corona und nicht mehr so viel Präsenz in der

316   Schule im zweiten Halbjahr. Die ersten sechs, sieben Wochen vielleicht, und danach

317   habe ich nicht mehr angerufen. Klar, dann auf Klassenfahrt, da haben wir uns jeden

318   Abend zurückgemeldet.

319   00:28:58

320   *Interviewer:* Vielen Dank für deine Zeit!

Interview Proband 3

1

1 00:00:05

2 *Interviewer:* Hallo M. Es geht ganz einfach los. Wie alt bist du?

3 00:00:11

4 *Proband 3:* 10

5 00:00:11

6 *Interviewer:* Und du gehst in welche Klasse?

7 00:00:12

8 *Proband 3:* Die 4.

9 00:00:16

10 *Interviewer:* Wie geht es dir denn im Moment so mit deinem Diabetes?

11 00:00:20

12 *Proband 3:* Relativ gut.

13 00:00:21

14 *Interviewer:* Fühlst du dich gut eingestellt?

15 00:00:23

16 *Proband 3:* Ja.

17 00:00:24

18 *Interviewer:* Perfekt!

19 00:00:25

20 *Proband 3:* Manchmal habe ich in der Nacht ein bisschen Unterzucker... und in der

21 Schule, in der letzten Stunde.

22 00:00:33

23 *Interviewer:* Hat noch jemand in der Familie Diabetes Typ 1?

24 00:00:36

25 *Proband 3:* Nein, gar keiner.

26 00:00:40

27 *Interviewer:* Wie alt warst du denn, als der Diabetes festgestellt wurde?

28 00:00:43

29 *Proband 3:* 7

30 00:00:47

31 *Interviewer:* Wie ging es dir da?

32 00:00:49

33 *Proband 3:* Am Anfang war es sehr erschreckend. Nach einer gewissen Zeit ging es
34 dann eigentlich.

35 00:00:56

36 *Interviewer:* Wie ist das denn aufgefallen?

37 00:00:58

38 *Proband 3:* Wir haben Blut abgenommen in der Praxis und da wurde das festgestellt.

39 00:01:05

40 *Mutter:* Weil er ganz viel getrunken hat, er fing an, ganz, ganz viel Wasser zu trinken,
41 also enorm viel Wasser ... unnormal viel. Zu der Zeit habe ich beim Arzt gearbeitet und
42 da habe ich ihn mal mitgenommen zum Blut abnehmen.

43 00:01:31

44 *Interviewer:* Weißt du noch, wie hoch der Wert da war?

45 00:01:33

46 *Proband 3:* Über 500.

47 00:01:33

48 *Interviewer:* Aber dir ging es nicht schlecht?

49 00:01:39

50 *Proband 3:* Nö.

51 00:01:45

52 *Interviewer:* Und wie ging es dann weiter?

53 00:01:48

54 *Proband 3:* Dann sind wir ins Krankenhaus. An dem Tag war Schulfest und direkt da-
55 nach sind wir ins Krankenhaus gefahren. Da wurde nochmal Blut abgenommen. Dann
56 wurde das auch richtig festgestellt. Und dann habe ich erst mal Infusionen bekommen
57 und dann habe ich dann irgendwann meine Pumpe bekommen.

58   00:02:12

59   *Mutter:* Aber erst musstest du spritzen und dann haben wir ganz viele Schulungen

60   bekommen, er war immer mit dabei. Hat auch von Anfang an alles selber gemacht,

61   was er konnte, weil er gesagt hat, wenn er wieder in die Schule geht, möchte er das

62   auch alles alleine machen. Ohne, dass eine Integrationskraft dabei ist.

63   00:02:41

64   *Interviewer:* Das heißt, du hast im Krankenhaus schon selbst gespritzt?

65   00:02:41

66   *Proband 3:* Ja.

67   00:02:41

68   *Interviewer:* Cool. Hattest du keine Angst davor ?

69   00:02:48

70   *Proband 3:* Manchmal.

71   00:02:48

72   *Interviewer:* In welcher Klasse warst du, als das festgestellt wurde?

73   00:02:52

74   *Proband 3:* In der zweiten.

75   00:02:52

76   *Interviewer:* Wie fandest du es im Krankenhaus?

77   00:03:07

78   *Proband 3:* Ging so.

79   00:03:07

80   *Interviewer:* Wie lang warst du denn da?

81   00:03:17

82   *Mutter:* Ich glaube, das waren zwei Wochen. Aber ich weiß es nicht mehr so genau.

83   Man darf nämlich erst heim, wenn das wirklich alles im Kopf drin ist. Du wirst ja wirklich

84   mega geschult.

85   00:03:29

86   *Interviewer:* In welchem Krankenhaus seid ihr gewesen?

87	00:03:43

88 *Mutter:* In Kirchen.

89	00:03:43

90 *Interviewer:* Du hast schon gesagt, dass du eine Pumpe bekommen hast. Aber vorher
91 musstest du erst mal mit der Spritzentherapie anfangen?

92	00:03:54

93 *Proband 3:* Ja.

94	00:03:54

95 *Interviewer:* Wann hast du die Pumpe bekommen?

96	00:04:01

97 *Mutter:* Das hat nicht ganz ein Jahr gedauert. Wir haben sie direkt beantragt und dann
98 muss man unheimlich hinterher sein, damit du die auch bekommst. Die Krankenkas-
99 sen stellen sich da manchmal quer und die in Kirchen (im Krankenhaus, Anmerk. A.M.)
100 haben sehr, sehr geholfen, dann nochmal mit Gutachten und solchen Sachen, nach-
101 zuhelfen. Ich glaube, es hat nicht ganz ein Jahr gedauert. Zwischen einem halben Jahr
102 und einem Jahr. Das war dann eine schlauchlose Pumpe.

103	00:04:32

104 *Interviewer:* Ah ok, so ein Omnipod?

105	00:04:35

106 *Mutter:* Ja genau.

107	00:04:35

108 *Interviewer:* Also eine Patchpumpe?

109	00:04:35

110 *Mutter:* Ja, weil er ist super aktiv. Also mit Schlauch, da bleibst du überall hängen und
111 so. Das ist wirklich brutal. Also, wenn ich es selber hätte, würde ich die auch nehmen.
112 Man schaut ja, wie man das selber machen würde. Er durfte das ja auch mitentschei-
113 den, welche er möchte. Aber da waren wir uns schnell einig, gell?

114	00:04:53

115 *Proband 3:* Ja.

116   00:05:07

117   *Interviewer:* Wie kommst du mit der Pumpe zurecht?

118   00:05:09

119   *Proband 3:* Gut.

120   00:05:10

121   *Interviewer:* Machst du das dann auch alleine, den Wechsel und so?

122   00:05:12

123   *Proband 3:* Ja.

124   00:05:19

125   *Interviewer:* Auch die Bedienung von der Pumpe machst du alleine?

126   00:05:24

127   *Proband 3:* Ja.

128   00:06:38

129   *Interviewer:* Du brauchst keine Hilfe bei der Insulinpumpe. Richtig verstanden? (Pro-
130   band nickt). Super. Und in der Schule kannst du bei allem problemlos mitmachen?

131   00:06:48

132   *Proband 3:* Ja.

133   00:06:51

134   *Interviewer:* Wie ist es mit Klassenfahrt und so?

135   00:06:54

136   *Proband 3:* Mit meiner letzten vierten Klasse war ich auf Norderney für fünf Tage. Da
137   hat eigentlich alles geklappt.

138   00:07:05

139   *Mutter:* Ich war nur zur Sicherheit auch vor Ort. Das hatte ich dann mit der Frau M., sie
140   war da noch die Klassenlehrerin von ihm, so besprochen. Die war dann auch ein biss-
141   chen beruhigter und ich auch, weil wir hatten kurz vorher mal so einen Fall, dass er so
142   weit unten war vom Blutzucker, dass er nicht mehr messbar war. Das war ein paar
143   Tage oder eine Woche vorher. Da ist er mir echt fast vom Stuhl gekippt. Normalerweise
144   merkt er das rechtzeitig und er schätzt den Wert dann auch ein. Zum Beispiel: das
145   fühlt sich an wie im dreißiger Bereich oder so und dann stimmt das auch. Und da war

146 wirklich so eine Situation, bei der ich mir gedacht habe, wenn das jetzt auf Klassenfahrt

147 ist, habe ich nicht so die Ruhe. Und es ist auch für die Klassenlehrerin echt ein biss-

148 chen blöd. Aber bis auf zwei Anrufe, einmal nachts und einmal morgens, ist nichts

149 passiert. Das konnten wir dann auch telefonisch klären. Sonst hat alles gut geklappt.

150 00:08:10

151 *Interviewer:* Gab's denn da im Vorhinein irgendwelche Diskussionen, ob du ohne

152 Mama oder Papa mitfahren kannst?

153 00:08:25

154 *Proband 3:* Nein.

155 00:08:25

156 *Interviewer:* Also war das für die Lehrerin grundsätzlich kein Problem?

157 00:08:28

158 *Mutter:* Nein, die sind auch sehr entgegenkommend. Damals, als das rauskam, sind

159 die auch geschult worden. Die vom Krankenhaus in Kirchen haben mir angeboten, in

160 die Grundschule zu kommen und eine Schulung durchzuführen. Und dann waren auch

161 wirklich alle anwesend. Und dann haben die aufgeklärt, worauf man achten muss, wie

162 man wann was machen kann. Das fand ich toll von den Lehrern. Dementsprechend

163 klappt das auch wirklich gut, auch wenn mal irgendwas ist, rufen die an. Im Lehrerzim-

164 mer steht so eine Notfallbox, wo immer Reiswaffeln oder Schokolade oder Trauben-

165 zucker drin sind. Die Notfalspritze liegt da auch im Kühlschrank.

166 00:09:17

167 *Interviewer:* Wie oft passiert das denn, dass du einen Anruf bekommst?

168 00:09:20

169 *Mutter:* Am Anfang war es ein bisschen öfter, weil es ein bisschen Neuland für alle

170 war. Aber das kam jetzt schon länger nicht mehr vor. Er achtet darauf. Die Schulka-

171 meraden achten auch drauf. Das ist wirklich toll.

172 00:09:40

173 *Proband 3:* Manchmal habe ich nicht so viel Hunger in der Pause und dann erinnern

174 sie mich dran, dass ich was essen muss.

175 00:09:54

176 *Interviewer:* Kannst du dich noch erinnern, wie die Klassenkameraden das dann

177 erzählt bekommen haben, dass du Diabetes hast? Und dann war es ja so, dass du ja
178 zunächst spritzen musstest, als du in der Schule warst. Wie war das dann für die Mit-
179 schüler?

180 00:10:13
181 *Proband 3:* Die meisten haben schon ein bisschen komisch geguckt und mein bester
182 Freund war geschockt. Der wollte nicht mehr bei mir schlafen, weil der Angst hatte,
183 dass das ansteckend ist.

184 00:10:30
185 *Interviewer:* Ok, was hast du dann gemacht?

186 00:10:35
187 *Proband 3:* Ich habe ihm die ganze Zeit erklärt, dass das nicht ansteckend ist und dann
188 hat er es irgendwann geglaubt.

189 00:10:41
190 *Mutter:* Aber die waren schon auch sehr neugierig. Wenn er die Spritze rausgeholt hat,
191 haben sie gefragt: Tut das nicht weh. Und er hat dann gesagt: Nein. Ich glaube, er hat
192 auch wirklich nicht einmal geweint. Als wir dann im Krankenhaus waren, hat er das
193 wirklich hingenommen. Ich habe das jetzt und fertig.

194 00:11:00
195 *Proband 3:* Beim Blut abnehmen weine ich manchmal.

196 00:11:07
197 *Mutter:* Er war echt sehr taff.

198 00:11:09
199 *Interviewer:* Aber es hat keiner blöde Sprüche gemacht?

200 00:11:13
201 *Proband 3:* Nein.

202 00:11:17
203 *Interviewer:* Und die Lehrerin? Wie hat die reagiert?

204 00:11:19
205 *Proband 3:* Das weiß ich gar nicht.

206 00:11:24

207 *Mutter:* Eigentlich auch ganz normal. Die wussten ja dann Bescheid, als wir im Kran-
208 kenhaus waren und dann war er wieder da. Und dann haben sie auch gefragt: Was
209 musst du denn jetzt machen? Dann hat er ihnen erklärt, wenn ich esse, muss ich das
210 und das machen. Und dann hat sich das relativ schnell eingespielt.

211 00:11:54

212 *Interviewer:* Hat sich in der Schule was durch die Krankheit verändert?

213 00:12:03

214 *Proband 3:* Ich hatte vorher mehr Schlaf. Dadurch, dass ich nachts oft Unterzucker
215 habe. Na ja, ich kann ganz selten mal durchschlafen. Zum Beispiel letzte Woche Don-
216 nerstag auf Freitag Nacht.

217 00:12:22

218 *Interviewer:* Wie kann ich mir das vorstellen? Wie merkst du das?

219 00:12:27

220 *Proband 3:* Ich wurde jede Stunde geweckt.

221 00:12:31

222 *Mutter:* Der Sensor piepst dann.

223 00.12.31

224 *Proband 3:* Ich bin dann auch nicht zur Schule gegangen.

225 00:12:33

226 *Mutter:* Das bringt dann halt auch nichts. Dann hast du auch manchmal mehr Fehltage
227 in der Schule, weil du musst ihn ja dann wach machen. Du musst ihn aufwecken und
228 er muss Traubenzucker nehmen oder Milch trinken oder sonstwas. Und dann dauert
229 das manchmal, bis er wieder steigt, und manchmal steigt er dann zu sehr, weil er dann
230 wieder zu viel korrigiert hat. Dann muss man wieder runter spritzen. Es ist manchmal
231 so ein Hin und Her. Wir hatten auch schon Wochen gehabt, wo du nur eine Nacht
232 durchschlafen kannst und dementsprechend leidet dann halt auch ein bisschen die
233 Konzentration schon drunter. In der Schule, im Unterricht. Ab einem Wert, ich glaube,
234 das geht ab bei 250 los, da macht einfach auch das Gehirn dicht. Dann ist das irgend-
235 wann nicht mehr aufnahmefähig. Dann kannst du ihm erklären, was du willst, dann ist
236 das einfach weg. Beim Unterzucker natürlich auch. Die Konzentration leidet leider
237 dann schon runter, das merkt man dann.

238   00:13:39

239   *Interviewer:* Aber das sind schon starke Schwankungen...

240   00:13:41

241   *Mutter:* Ja, das kann man so sagen Das ist manchmal so bei Kindern, weil die Wachs-
242   tumshormone sind da auch noch, die mischen noch mit. Und er hat auch noch ein
243   bisschen Restinsulin, was auch noch dabei ist, das mischt auch noch ein bisschen mit.
244   So hundertprozentig einstellen kann man ihn jetzt noch nicht. Und deswegen musst
245   du dementsprechend öfter den Blutzuckers scannen, damit man weiß, wo man liegt,
246   damit man auch relativ schnell reagieren kann.

247   00:14:09

248   *Interviewer:* Ging es dir in der Schule schon mal richtig schlecht wegen des Diabetes?

249   00:14:19

250   *Proband 3:* Manchmal, wenn ich Unterzucker habe, dann.

251   00:14:25

252   *Interviewer:* Und dann merkst du es aber früh genug?

253   00:14:27

254   *Proband 3:* Ja.

255   00:14:31

256   *Interviewer:* Was machst du dann?

257   00:14:33

258   *Proband 3:* Zuerst nehme ich ein Stück Traubenzucker und dann zum Beispiel ne
259   Reiswaffel.

260   00:14:38

261   *Interviewer:* Hast du das immer dabei oder sagst du deiner Lehrerin Bescheid und die
262   gibt es dir dann?

263   00:14:41

264   *Proband 3:* Ich hab das im Lehrerzimmer, in der Notfallbox.

265   00:14:48

266   *Interviewer:* Okay, aber dann musst du öfters nachfüllen, oder?

267	00:14:51

Mutter: Ja (lacht). Aber da machen die uns auch immer darauf aufmerksam: wir bräuchten mal wieder was.

270	00:14:55

Proband 3: Eine Lehrerin hat mir auch letztes Mal Knäckebrot mitgebracht.

272	00:14:59

Mutter: Ja, das ist auch schon vorgekommen, wenn die Box dann doch mal fast leer ist. Da ist die Klassenlehrerin auch schon mal schnell zum Rewe gefahren und hat mal Knäckebrot geholt. Das klappt super.

276	00:15:17

Interviewer: Habt ihr ernährungsmäßig nach der Diagnose etwas verändert?

278	00:15:26

Mutter: Er kann ja weiterhin alles essen und trinken, natürlich in Maßen bei allem. Er muss ja gegensteuern. (Pause) Wie soll man das denn jetzt erklären? Bei Diabetikern ist es ja so, die stellen die Essgewohnheiten relativ schnell um. Die haben dann Bock auf, keine Ahnung... Mal Rührei oder so Sachen, und dann haben die wieder überhaupt keine Lust darauf. Dann essen sie mal mehr, mal wieder weniger... Er ist ziemlich wählerisch, was Essen generell so angeht, dass es immer so ein bisschen schwierig ist. Aber... (Pause)

286	00:16:05

Interviewer: Er (Proband 3) lacht.

288	00:16:05

Mutter: Ja ja, er lacht. Wir haben nicht diese extremen Einschränkungen, dass er jetzt gar keine Schokolade mehr essen darf oder sonst was. Das darf er schon, weil sonst passiert... Dieses heimliche essen. Also eigentlich, ist es fast normal, nur dass ich darauf achten muss, was er isst, und dass er dann dementsprechend bolen muss.

293	00:16:34

Interviewer: Wiegt ihr das das Essen immer noch ab?

295	00:16:41

Proband 3: Ja.

297 00:16:41

298 *Mutter:* Meistens ja. Vieles kann man auch schon schätzen, z.B. wenn er irgendwo
299 unterwegs ist oder im Restaurant oder so. Wir haben auch so eine App auf dem Handy.
300 Die BE-App nennt sich das. Das ist schon ganz praktisch, es gibt ja schon viele Hilfs-
301 mittel.

302 00:17:10

303 *Interviewer:* Das stimmt, die Technik ermöglicht ja vieles. Zum Beispiel die Kombina-
304 tion von Sensor und Pumpe. Das nimmt schon viel Arbeit weg, aber trotzdem ist es für
305 mich als Laie oder Außenstehende schwer vorzustellen, dass man jede Mahlzeit ab-
306 wiegen und berechnen muss. So im Alltag stelle ich mir das unheimlich umständlich
307 vor.

308 00:17:39

309 *Mutter:* Am Anfang ist das auch so, wo du denkst: Oh Gott und wie viel war das jetzt?
310 Da ist man schon überfordert. Im Idealfall soll er ja innerhalb von einer Viertelstunde
311 das Mittagessen zum Beispiel gegessen haben, weil sich dann der Blutzucker schon
312 wieder anderweitig bewegt. Und er muss echt einschätzen können: Wie viel Hunger
313 habe ich? Schaff ich diese Portion oder mache ich mir doch ein bisschen mehr drauf?
314 Das ist ganz oft, dass er sagt: Jetzt habe ich doch noch mal Hunger. Man muss dann
315 gucken: Wie lange hast du jetzt gegessen? Man kann ja gegebenenfalls was nach-
316 spritzen, sonst müsste er eigentlich immer so zwei Stunden dazwischen lassen. Damit
317 sich das nicht zu sehr in eine Achterbahn verwandelt. Ja, das ist halt... wie soll man
318 denn sagen, die werden irgendwie von heute auf morgen einen Ticken erwachsener.
319 Da muss er wirklich mal genauer gucken und er muss auch den ganzen Tag darauf
320 achten: Wie fühle ich mich, wie gehts mir? Das ist auch schon eine Anstrengung an
321 sich.

322 00:18:44

323 *Interviewer:* Die Mama hat ja gesagt, du bist sehr aktiv. Was machst du denn alles?

324 00:18:48

325 *Proband 3:* Ich fahre Fahrrad, Roller.

326 00:18:55

327 *Mutter:* Er ist eigentlich immer in Bewegung.

328   00:19:00

329   *Interviewer:* Also, du machst in der Schule Sport, aber auch im Verein...?

330   00:19:05

331   *Proband 3:* Habe ich früher mal, aber jetzt nicht mehr. Wegen dem Diabetes.

332   00:19:17

333   *Interviewer:* Wegen dem Diabetes?

334   00:19:21

335   *Proband 3:* Ja, mein Papa wollte das nicht mehr, weil mein Wert immer hoch und runter

336   gegangen ist.

337   00:19:21

338   *Mutter:* Ja, da waren wir uns nicht so ganz einig, wie das machmal so ist. Eigentlich

339   kann er den Sport ja machen, muss halt dementsprechend gegensteuern. Ich sag jetzt

340   mal beim Fußball zum Beispiel. Da hab ich immer gesagt, bevor er aufs Feld geht, iss

341   schon mal eine Banane, damit der Blutzucker lieber ein bisschen weiter oben ist. Und

342   dann kann man es runter powern und dann wird halt immer regelmaessig gescannt.

343   Auch, wenn man ins Schwimmbad geht oder so. Da muss man drauf achten, dass er

344   vorher immer ein bisschen mehr isst, weil der Wert durch das Schwimmen und auch

345   die Wärme im Hallenbad sinkt.

346   00:20:02

347   *Proband 3:* Immer, wenn ich im Schnee bin, dann geht mein Wert schnell runter.

348   00:20:10

349   *Mutter:* Oder auch wenn du im Urlaub auf den Bergen bist und die Luft dünner wird,

350   dann steigt der Wert auf einmal sehr hoch...man muss immer gucken.

351   00:20:40

352   *Interviewer:* Um nochmal zu der Ernährungsfrage zurückzukommen: Bist du nicht

353   selbst Ernährungsberaterin von Beruf?

354   00:20:41

355   *Mutter:* Ja genau, das ist ganz praktisch. Dadurch weiß ich, in welchen Lebensmitteln

356   Kohlenhydrate sind, welche langanhaltend sind und welche schnell wirken. Dieses

357   Wissen ist natürlich sehr wichtig.

358	00:22:40

359 *Interviewer:* Das ist ja ein Grund, warum bei dieser Initialschulung auch Ernährungs-
360 berater mit dabei sind.

361	00:22:47

362 *Mutter:* Er kann im Prinzip alles esssen, wie andere Kinder auch, aber eben in Maßen.

363	00:24:01

364 *Interviewer:* Okay. Dann habe ich noch eine Frage zum Thema Sport bzw. Sportunter-
365 richt. Konntest du daran problemlos teilnehmen?

366	00:24:20

367 *Proband 3:* Ich geh meistens mit einem Wert von so 225 in Sport.

368	00:24:29

369 *Interviewer:* Du weißt also deinen Wert, mit dem du dann gut dadurch kommst?

370	00:24:33

371 *Proband 3:* Ja, genau.

372	00:24:47

373 *Interviewer:* Fällt dir noch etwas ein, was wir noch nicht besprochen haben?

374	00:24:47

375 *Proband 3:* Mh....

376	00:24:47

377 *Interviewer:* Mit dem Unterzucker. Du hast gesagt, es gab eine Episode, wo er kurz
378 vor der Ohnmacht war. Ist das schon länger her?

379	00:25:00

380 *Mutter:* Das ist schon länger her. Zwei, dreimal hatten wir so eine Situation und dann
381 dauert es super lange, bis er wieder rauf geht. Dann gebe ich ihm Traubenzucker, Cola
382 und dann sagte er schon: mir ist schlecht, ich kann jetzt nicht mehr... und dann sieht
383 man, dass es wieder steigt. So langsam geht es ihm dann wieder besser. Er wird total
384 blass und bekommt kleine Augen. Man sieht es ihm auch irgendwie dann an, wenn er
385 unterzuckert ist. Aber alle drei Monate gehen wir zur Untersuchung. Dann wird auch
386 die Pumpe wieder ausgewertet und geguckt, wann schwankte am er meisten. Und
387 dann stellen die auch nochmal irgendwas um. Wenn die sehen, dass es in der Schule
388 ganz oft zu Abweichungen kommt. Dann stellen die irgendwie im Hintergrund da

389 wieder irgendwas um, dass er dann da ein bisschen weniger Insulin bekommt, weil er
390 sonst immer so runter knallt. Die werten das dann am PC aus. Das bekommen wir
391 dann ausgedruckt, wie er eingestellt ist und so. Na klar, man notiert sich gewisse Sa-
392 chen, z.B. war etwas sehr extrem oder so, oder die fragen auch mal, wenn ihnen ein
393 Wert komisch vorkommt: Was war denn an diesem Tag? Jetzt, wo Corona war und
394 alle zu Hause waren, da hatte er einen ganz anderen Rhythmus, als wenn er in der
395 Schule war. Aber manchmal hat man es auch, dass immer um die gleiche Tageszeit
396 irgendwie der Wert ein bisschen abweicht. Und dann wird dann irgendwas nochmal
397 umgestellt und dann getestet, ob das jetzt besser läuft mit der neuen Programmierung.

398 00:28:37
399 *Interviewer:* Gab es in der Schule schon mal einen Notfall?

400 00:28:44
401 *Proband 3:* Nein. (streckt sich, der Sensor am Arm wird sichtbar)

402 00:28:52
403 *Interviewer:* Ah, da trägst du die Pumpe?

404 00:28:53
405 *Mutter:* Das ist der Scanner für Blutzucker. Die Pumpe hat er am Bein. Wir rotieren da
406 immer. Es gibt mehrere Stellen...Du kannst sie auch hinten tragen.

407 00:29:08
408 *Proband 3:* Mach ich aber nicht.

409 00:29:00
410 *Mutter:* Da fehlt noch ein bisschen der Speck, damit die auch hält. Die Haut wird auch
411 ziemlich in Mitleidenschaft gezogen. Da kannst du schmieren, wie du willst. Wenn er
412 das abkriegt, dann sagt er auch: Befreiung...Na ja, und das soll nicht so oft in die glei-
413 che Stelle, sonst kommt es ja auch nicht mehr durch.

414 00:29:28
415 *Interviewer:* Aber manche Stellen eignen sich besser an als andere...

416 00:29:31
417 *Mutter:* Die Lieblingsstelle ist natürlich das Bein, da hält das auch am besten.

418 00:29:39
419 *Interviewer:* Aber alles in allem: Hast du das Gefühl, du kommst gut damit zurecht?

420   00:29:44

421   *Proband 3:* Ja.

422   00:29:45

423   *Proband 3:* Das ist doch ein gutes Schlusswort...

424   00:29:51

425   *Mutter:* Wo man auch immer drauf achten muss: Haben wir auch einen Kühlschrank
426   da, wo wir hinfahren, weil das Insulin kalt gelagert sein muss? Haben wir genug dabei?
427   Man informiert sich dann auch immer, wo ist die nächste Klinik, wenn was ist oder so.

428   00:30:45

429   *Interviewer:* Nochmal zu der Klassenfahrt: Das heißt, du warst nicht offiziell als Be-
430   gleitperson dsbei, sondern hast da Urlaub gemacht hat?

431   00:31:05

432   *Mutter:* Genau. Ich wollte zuerst gar nicht sagen, dass ich auch in der Nähe bin. Aber
433   schummeln wollte ich dann auch nicht. Er wusste dann, dass ich ein Hotelzimmer
434   habe, 10 Minuten weg von ihm. Und wenn irgendwas ist, bin ich da. Einmal war es
435   ganz spannend nachts, wo die Frau M. angerufen hat: Der Blutzuckers ist total hoch.
436   Was muss ich denn jetzt machen? Und sie musste ja runter spritzen mit der Pumpe.
437   Und dann habe ich ihr am Telefon die einzelnen Schritte erklärt. Und ich hab gesagt:
438   Soll ich vorbei kommen? Aber sie sagte, vielleicht kriegt sie es ja hin. Die war dann
439   auch super stolz auf sich, dass sie das auch mal so hingekriegt hat.

440   00:31:46

441   *Interviewer:* Aber wie hat die Frau M. das gemerkt?

442   00:31:48

443   *Mutter:* Der Blutzuckersensor hat Alarm gegeben. Der piepst, wenn er unter oder über
444   einem gewissen Wert ist. Den hat sie bei sich im Zimmer gehabt, sie hat das Zimmer
445   extra bei den Jungs in der Nähe genommen. Weil mehr als sechs Meter dürfen die
446   nicht auseinander sein, sonst piepst der nicht mehr.

447   00:32:08

448   *Interviewer:* Dann ist mir das klar. Ich habe mich nämlich gefragt, wie die Lehrerin das
449   hören konnte.

450   00:32:18

451   *Mutter:* Ja, das Gerät ist sehr praktisch mit dem Alarm. Den haben wir seit Anfang

452   diesen Jahres. Vorher hatte ich mir immer den Wecker gestellt. Alle zwei Stunden habe

453   ich nachgeschaut, ob alles gut ist. Ich bin immer davon ausgegangen, wenn er mit

454   einem relativ hohen Wert in die Nacht reingeht, dass er auch gut rauskommt. Aber es

455   war halt immer ein Risiko, weil der kann ja nachts auch wirklich mal runter knallen und

456   es kriegt keiner mit und da hast du als Mama schon dauernd den Gedanken: Wacht er

457   mir morgens wieder auf? Das war immer meine größte Angst. Dementsprechend

458   schläfst du auch einfach schlecht. Da stellt sich dein Körper irgendwann auch darauf

459   ein, dass du einen leichten Schlaf hast und dann auch einfach öfter mal wach bist. Ich

460   hatte auch schonmal eine Situation, wo ich nachts wach wurde und dachte: ich gehe

461   jetzt mal gucken. Der Sensor hat nicht gepiepst, warum auch immer. Dann gucke ich,

462   und dann habe ich gesehen, dass er voll unten war vom Wert. Irgendwie instinktiv.

463   Dann musst du ihn halt wach machen, eine Milch trinken lassen im Halbschlaf. Einmal

464   war es so müde, da hat er die Tasse nicht getroffen und alles ging daneben, jetzt

465   benutzen wir einen Strohhalm.

466   00:33:26

467   *Interviewer:* Warum gibst du ihm dann Milch?

468   00:33:42

469   *Mutter:* Ja, 3,5er Milch, wegen den lang anhaltenden Kohlenhydraten. Er bekommt erst

470   mal Traubenzucker, damit er schnell hochkommt. Und dann, für lange... kann man

471   auch ein Stück Brot essen, aber das ist nachts zu umständlich, da ist Milch am besten.

472   00:33:51

473   *Interviewer:* Ok, dann kann ich das nachvollziehen. Ist noch irgendetwas offen geblie-

474   ben? Oder gibt es Fragen von eurer Seite?

475   00:33:51

476   *Proband 3:* Nein.

477   00:33:51

478   *Interviewer:* Dann danke ich euch für eure Zeit!

Interview Probandin 4

1   00:00:00

2   *Interviewer:* Frau M., beschreiben Sie bitte Ihren von Diabetes betroffenen Schüler.

3   00:00:15

4   *Probandin 4:* Mein Schüler heißt Martin, er ist schon hier eingeschult worden. Er ist ein

5   schmales Kind, ein sportliches Kind, ein quirliges Kind, das aber immer mal wieder

6   sehr zurückgezogen sein kann, ja teilweise Unordnung zeigt, die dann wiederum sich

7   auch in der Krankheit noch intensiviert haben. Sage ich mal von dem, wie er selbst

8   damit umgegangen ist. Wir haben dann immer geguckt: was ist er für ein Typ und wie

9   geht er selbst damit um? Da hat man so vieles in einem gesehen, von dem, wie er

10   damit umging, weil das für ihn schon schwierig war, sich dann an Regeln zu halten.

11   Ehrlich zu sein und so weiter. Das ist ja bei der Krankheit einfach sehr, sehr wichtig,

12   sage ich mal, nicht? Und wenn er dann Brote verschwinden lässt oder zu viele Birnen

13   isst, weil sie gerade am Schulhof verteilt werden und dann aber nicht spritzt oder sagt,

14   er hat das Vollkornbrot gegessen und hatte dafür gespritzt und das war dann nicht

15   so… Unterzucker und Überzucker.... Das war halt ständig Thema hier. So war es. Aber

16   er ist ein sportliches Kind, er konnte auch immer gut flitzen, je nachdem, wie der Zu-

17   ckerwert war und eigentlich auch zugänglich. Wir zwei hatten einen ganz guten Draht

18   zueinander. Wir hatten eine Schulung, in der wir aufgeklärt wurden. Es war eine sehr,

19   sehr gute Schulung, die ja von irgendeiner Betreuerin, die ihn auch eingestellt hat, an

20   unserer Schule fürs komplette Kollegium abgehalten wurde, die das sehr, sehr aus-

21   führlich im ganzen Kollegium gemacht hat und sogar Dinge mitgebracht hat, wo wir

22   quasi so einen Schwamm spritzen konnten, damit man auch einfach mal spüren

23   konnte, wie das wäre im äußersten Notfall, wo ja wahrscheinlich sehr, sehr viele Han-

24   dicaps da sind bei Kollegen. Gerade bei denen ohne Kinder, denke ich. Also, ich hab

25   zwei Kinder. Ich war dann schon mit der ganzen Sache ein bisschen relaxter. Die an-

26   deren sagten: Oh Gott, was soll ich denn machen? Was passiert, wenn er das ver-

27   gisst? Da war schon viel Unsicherheit da. Aber wir hatten ständig den Draht zueinan-

28   der, wir zwei. Er sagte mir immer, wie der Zuckerwert vor dem Frühstück ist und hat

29   dann gefrühstückt. Da musste ich aber echt aufpassen, bis ich das drin hatte, dass er

30   das auch isst, was er mir sagt, was die Mutter ihm aufgeschrieben hat an Einheiten

31   und er sich dann gespritzt hat. Für mich war es einfach, weil ich seine Eltern, beide,

32 Vater und Mutter, als WhatsApp-Kontakt hatte. Dann haben wir manchmal während
33 des Unterrichts oder während der Frühstückspause telefoniert oder waren in Kontakt.
34 Oder ich habe ein Foto geschickt von dem, was das Gerät gezeigt hat oder wie auch
35 immer. Und dann ging das ganz schnell, und da wussten meine Kinder immer Be-
36 scheid. Das war also gar kein Akt, dass Frau M. da jetzt mit dem Handy rumhängt oder
37 telefoniert, die waren dann alle leise. Das hat mir ungemein viel Sicherheit gegeben.
38 Damit konnte ich ja nicht viel falsch machen., wenn eine Situation für mich nicht han-
39 delbar schien. Wir haben ein Notfallkörbchen im Lehrerzimmer, da ist Traubenzucker
40 drin und eine schnelle Einheit und eine lange und, und, und... Wie gesagt, jetzt im
41 Herbst war der Unterzucker sogar ständig da. In den letzten Wochen haben wir ganz
42 viele Birnen für ihn gemacht, dann kommt er immer zu mir. Dafür ist es auch gut, dass
43 ich viel im Büro bin. Er ist ja jetzt nicht mehr in meiner Klasse. Er ist jetzt noch einmal
44 im vierten Schuljahr mit der anderen Lehrerin.

45 00:03:54
46 *Interviewer:* Ach so!

47 00:03:54
48 *Probandin 4:* Aber dann bin ich halt für ihn immer noch weiter hier der Ansprechpart-
49 ner, das ist für ihn eine gute Anlaufstelle. Dann sagt er mir: Frau M., ich hab Unterzu-
50 cker und dann kriegen wir das gut bewerkstelligt.

51 00:04:08
52 *Interviewer:* Das ist jetzt sehr interessant, weil Sie einige Dinge angesprochen haben,
53 die bei dem Interview mit dem Kind und der Mutter nicht zur Sprache kamen.

54 00:04:17
55 *Probandin 4:* Ich bin mir auch bewusst, dass ich mich mit manchen Dingen wahrschein-
56 lich sehr zurückhalten muss...

57 00:04:22
58 *Interviewer:* Wieso zurückhalten?

59 00:04:24
60 *Probandin 4:* Na von dem, was dieses Kind ansonsten oder diese Familie ansonsten
61 so mit sich bringt. Das ist natürlich auch erschwerend für ihn und für die Krankheit.
62 Dass er nicht seine Mutter tagein, tagaus hat. Er ist viel bei den Großeltern. Dann ist
63 die Mutter für zwei Wochen in der Schweiz oder sonstwo. Das ist für ihn schwierig, da

64 er da einfach nicht den festen Halt hat. Ich glaube, mittlerweile hat er gar keinen Kon-
65 takt mehr zum Vater. Das tut ihm nicht gut. Ich habe mit Psyochologen und Mutter und
66 Vater Kontakt gehabt und da wäre es schön, er hätte die Sicherheit. Das wäre ganz
67 wichtig. Auch in Bezug auf Diabetes. Für ihn und die Krankheit sage ich jetzt mal, dass
68 er damit gut klarkommt und das ernst nimmt und sich sicher fühlt: Ich werde da unter-
69 stützt und regelmäßig geprüft. Man guckt mit mir, und ich bin nicht so allein gelassen.
70 Ich glaube, er fühlt sich oft alleingelassen. Das sagt er mir auch: Mir gehts nicht so gut
71 oder: Ich vermisse die Mama.

72 00:05:31
73 *Interviewer:* Das sagt er natürlich bei Ihnen eher. Sie kennen sich jetzt schon vier Jahre
74 und haben eine andere Vertrauensbasis. Im Prinzip bin ich für ihn eine völlig Fremde.
75 Vielleicht hat er mich schon mal gesehen, aber mehr nicht. Aber wie gesagt, das ist
76 jetzt natürlich hier in dem Fall auch spannend, beide Seiten zum gleichen Fall zu hö-
77 ren. Das hatte ich nämlich vorher nicht; da gab es immer verschiedene Konstellatio-
78 nen.

79 00:07:28
80 *Probandin 4:* Hatten Sie denn Mutter und Sohn getrennt befragt?

81 00:08:00
82 *Interviewer:* Nein, das habe ich bei der anderen Probandin auch nicht getan.

83 00:08:00
84 *Probandin 4:* Ich sehe das nochmal aus einem anderen Blickwinkel. Ich habe das ja
85 jetzt drei Jahre mitgemacht. Was da erzählt wird. Und hier erlebt wird.... Deswegen
86 wäre es sehr interessant gewesen.

87 00:08:14
88 *Interviewer:* Verständlich. Das heißt, Sie haben Martin als Diabetiker kennengelernt?

89 00:08:28
90 *Probandin 4:* Nein, er kam erstmal ohne Diabetes ins erste Schuljahr und im zweiten
91 Schuljahr wurde das dann festgestellt. Da wurden wir vonseiten der Eltern informiert
92 und haben auch daraufhin, weil er dann ja gefehlt hat, weil er eingestellt wurde und
93 untersucht wurde - zwei Wochen oder so hat er gefehlt- da haben wir dann auch die
94 Frau ganz schnell mit ins Boot genommen, die uns dann geschult hat, also ganz

95 schnell die Konferenz einberufen, sodass wir hier sofort mit Sicherheit in den Schulall-
96 tag mit ihm gehen konnten. Das war wirklich äußerst praktisch.

97 00:09:12
98 *Interviewer:* Haben die Ihnen vonseiten des Krankenhauses das angeboten, oder sind
99 Sie auf die Familie zugegangen und haben nach der Schulung gefragt?

100 00:09:17
101 *Probandin 4:* Ich weiß, dass ich das machen wollte, weil ich das schon mal an der alten
102 Schule mitgemacht habe. Und ich wollte, dass das komplette Kollegium da mitgeschult
103 wird. Weil ich halt nicht nur Klassenlehrerin bin, sondern auch Schulleiterin und
104 dadurch viele Kollegen in meiner Klasse habe und wenn ich dann doch mal ein, zwei
105 Tage komplett weg bin, dann möchte ich, dass das mit Sicherheit auch gut geht. Das
106 war mir wichtig und daraufhin sagte Frau L. (Mutter des Schülers, A.M.) sofort: Ich
107 glaub, die Frau würde das machen. Soll ich mal nachfragen? Und dann ging das ganz,
108 ganz schnell mit dem Termin.

109 00:09:57
110 *Interviewer:* Wissen Sie noch, wie lange die Schulung gedauert hat?

111 00:10:08
112 *Probandin 4:* Ungefähr zwei Stunden.

113 00:10:16
114 *Interviewer:* Könnten Sie denn jetzt sagen, es hat sich was im Umgang mit dem Kind
115 geändert? Also, wenn Sie den Vergleich ziehen zwischen dem ersten Jahr ohne Dia-
116 betes und dann ab dem zweiten Jahr mit Diabetes.

117 00:10:32
118 *Probandin 4:* Ja, man hat schon mehr ein Auge auf ihn gehabt und hat auch geguckt:
119 Wie ist seine Verfassung, wie fühlt er sich? Von der Seite, dass man auch Dinge er-
120 wartet hat, vom Lernstoff, vom Arbeitsverhalten, wie er sich da geben kann, oder ob
121 er in den Seilen hängt oder selbst damit sehr, sehr beschäftigt ist? Und dann haben
122 wir zusammen mit den Kindern überlegt: Wie gehen wir insgesamt damit um? Wir sind
123 sowieso zuckerfreie Schule. Das macht das Ganze erst mal gut, sage ich mal, sodass
124 wir gesunde Geburtstage feiern und er dann nicht immer gucken muss, ob er der Be-
125 nachteiligte ist, weil er gerade nicht essen darf oder spritzen muss oder wie auch im-
126 mer. Aber es gab natürlich auch immer die Situation mit dem Unterzucker, wo Martin

127 ganz schnell Traubenzucker essen musste, Maoam essen durfte und so weiter, als
128 alle anderen Kinder nicht essen durften. Und das war aber null Problem. Es kam nie
129 von den Kindern: Der darf aber! Oder: Dürfen wir jetzt alle? Oder wie auch immer.
130 Wobei ich das halt auch ganz, ganz gerne mit Obst oder Apfelsaft - wir haben schulei-
131 genen Apfelsaft - gelöst habe. Den hatte ich dann immer im Kühlschrank, da konnte
132 ich auch schnelle und lange Einheiten geben. Das war halt ganz praktisch. Aber wie
133 gesagt, wir haben das Kästchen im Lehrerzimmer, und dann hat er ein paar Süßigkei-
134 ten bekommen, die er brauchte in dem Moment, und das war gar kein Problem. Und
135 nach ihm selbst geguckt habe ich ständig, dass ich immer mal zwischendurch, wenn
136 er müde schien, gesagt habe: Miss mal bitte den Zucker, das konnte der im Zweiten
137 noch nicht so. Das macht er jetzt alles selbst. Oder dass man einfach gesagt hat: Jetzt
138 packt das Gerät mal weg. Natürlich war es auch immer, sobald es ans Arbeiten ging,
139 hat er gepiept und gesagt: Frau M., ich hab Unterzucker (lacht). Ja, die Arbeitsphasen
140 waren für ihn schlimm, weil er einfach auch nicht gerne ruhig und ordentlich arbeitet.

141 00:12:29

142 *Interviewer:* Kann man irgendwann ein Gefühl dafür entwickeln, ob der Schüler das
143 gerade auf den Diabetes schiebt oder ob er diese Arbeit genauso verweigern würde,
144 wenn er keinen Zucker hätte?

145 00:12:50

146 *Probandin 4:* Es war schon im ersten Schuljahr schwierig, wobei ich immer versucht
147 habe, rückblickend zu überlegen: Wie lange im Voraus verändert sich schon was im
148 Körper, was sich auf seine Müdigkeit bezieht, auf sein Nicht-ganz-dabei-sein- können,
149 Nicht-folgen-können, vielleicht schon im ersten Schuljahr da war, ohne es benannt zu
150 haben. Aber es war halt einfach schon im ersten Schuljahr sehr, sehr schwierig zu
151 arbeiten, ordentlich zu arbeiten, konzentriert zu arbeiten, anzufangen und die Sache
152 zu beenden, Pflichtbewußtsein zu zeigen und so weiter. Insofern habe ich immer ihm
153 die Chance gegeben, es nicht darauf zu schieben, aber es sah schon sehr oft so aus.
154 Der Piepser war immer ganz schnell draußen, sobald es um Ruhearbeit ging, um Stil-
155 larbeit. Dann wurde erst mal Zucker gemessen. Das war einfach so und dementspre-
156 chend war das dann wichtig für ihn (lacht).

157 00:13:47

158 *Interviewer:* Können Sie sich noch erinnern, wie die Klassenkameraden dann davon in

159 Kenntnis gesetzt wurden, dass ihr Mitschüler aus dem Krankenhaus kommt und die
160 Krankheit hat?

161 00:14:08

162 *Probandin 4:* Wir haben das erklärt. Ich glaube, ich habe das schon erklärt, als er im
163 Krankenhaus war, in Absprache mit den Eltern, dass ich die Kinder davon in Kenntnis
164 setze. Hier in der Schule kommen die Kinder alle aus einem Ort bzw. zwei Ortschaften.
165 Da haben auch die Eltern untereinander gesprochen, sodass die anderen Eltern davon
166 in Kenntnis gesetzt wurden. Und wir haben halt einfach besprochen, wie das ist, wenn
167 das Gerät piepst. Warum Martin das braucht. Am Anfang hat er ja noch keine Pumpe
168 gehabt. Er hat ja jeden Morgen wirklich gemessen, sich gepikst, wo die Kinder geguckt
169 haben: Oh Gott, jetzt blutet der (lacht). Und warum muss eventuell Frau M. ständig mit
170 Papa oder Mama telefonieren oder da die Lage checken und am Handy rum tippen?
171 Sage ich mal. Das war einfach so, da bin ich aber sowieso der Mensch, der für Trans-
172 parenz sorgt, auch für die Kinder, damit die wissen, was gerade los ist. Das war wich-
173 tig. Ja, und wir haben das auch noch mal erklärt mit der zuckerfreien Schule oder
174 warum er was nehmen muss und wie sich das auf den Körper auswirkt. Dass er Müdig-
175 keit verspürt oder wie auch immer. Dann hab ich ja die Kinder draußen mit ihm laufen
176 lassen, wenn er dringend Bewegung brauchte. Bei mir dürfen alle Kinder trinken wäh-
177 rend des Unterrichts, wenn sie trinken und es dann wegpacken. Insofern war auch das
178 kein Problem, wenn er mal einen Becher Wasser abpumpen musste oder irgendwie
179 sowas. Aber wir haben das sofort thematisiert in einem Sitzkreis, um das so ein biss-
180 chen zu erklären, was das ist. Martin gehts aber gut damit. Er muss halt jetzt mehr auf
181 sich achten und jeden Tag hier regelmäßig messen mit piksen und Blutstäbchen und
182 wie er auch damit umgeht, wo er das wegwirft, in welchen Mülleimer oder ob er es mit
183 nach Hause nimmt und so weiter. Auch Insulin spritzen war ein Thema. Mir macht das
184 nix, ich hätte ihm dabei geholfen. Wobei er das aber so schnell gelernt hat, dass ich
185 immer nur die Bauchfalte gehalten habe. Ich habe die Bauchfalte gehalten und er hat
186 sich das Ding reingejagt, und das ging sehr, sehr gut mit uns beiden, wobei wir dabei
187 ins Sekretariat oder ins Büro gegangen sind. Das haben wir nicht vor den Kindern
188 gemacht.

189 00:16:18

190 *Interviewer:* Das wäre meine nächste Frage gewesen, weil die Mitschüler finden das
191 ja dann ganz spannend. Aber die Betroffenen wollen sich oftmals nicht unbedingt so
192 exponieren...

193	00:16:29

194 *Probandin 4:* Martin ist schon kleiner Darsteller gewesen... doch, er hätte das wahr-
195 scheinlich gerne gemacht. Eventuell durfte er auch schon mal ein Kind mitnehmen.
196 Anfangs, später auch nicht mehr. Später war das Routine, es gehörte dazu. Das
197 musste gemacht werden und er brauchte sich nicht mehr zur Schau zu stellen. Doch,
198 er ist schon einer... Es ist etwas Besonderes für ihn erst einmal gewesen: Ich habe
199 etwas Besonderes. Aber ist ja auch verständlich. Ist ja auch in Ordnung. Er musste
200 sich auch irgendwie damit auseinandersetzen und es nicht für sich alleine tragen. War
201 ja wichtig.

202 00:17:07

203 *Interviewer:* Wenn man mit sieben von heute auf morgen sein Leben umstellen muss,
204 muss das ja erst mal verarbeitet werden. Und deswegen spielt die Schule da eine
205 riesige Rolle und auch die Klassenkameraden. Wie gehen die damit um? Gibt's da
206 dann auch mal Kinder, die blöde Sprüche loslassen, weil sie sich z.B. benachteiligt
207 fühlen? Können Sie sich an negative Erlebnisse erinnern?

208 00:17:58

209 *Probandin 4:* Es könnte sein, dass mal ein Kind gesagt hat: Ich hätte das auch gern,
210 damit ich Süßigkeiten essen darf. Aber das hat man dann wieder erklärt und sich ge-
211 wünscht, dass man das nicht mehr hört, weil es doch nicht so schön ist. Und damit war
212 das erledigt. Dass das in Massen vorkam oder dass es zu Beleidigungen kam, kann
213 ich nicht sagen.

214 00:18:26

215 *Interviewer:* Aber da spielt auch eine Rolle, wie man es den Kindern erklärt? Und die
216 müssen einfach wissen, wo sie dran sind...

217 00:18:33

218 *Probandin 4:* Ja.

219 00:18:33

220 *Interviewer:* Und dann kann man schon vieles abfangen, denke ich. Wie war Martin
221 denn in die Klassengemeinschaft integriert? Und konnte man da Unterschiede be-
222 obachten zwischen der Zeit mit und ohne Diabetes?

223 00:18:54

224 *Probandin 4:* Nee, da würde ich gar keinen Unterschied sehen. Weil wir sowieso...

225 Weil ich da sowieso sehr darauf achte, dass wir nicht auslachen, dass wir füreinander
226 da sind, dass wir helfen und so weiter. Dementsprechend war das ja auch ganz wich-
227 tig, dass wir einfach füreinander da sind, auf ihn achten, helfen. Und er hat ja dann
228 immer auch in Sport sein Täschchen mitgenommen. Das hing dann am Karabinerha-
229 ken an der Hose oder beim Turnbeutel im Schwimmunterricht. Da war es aber schon
230 so, im dritten Schuljahr, da hatte er schon die Pumpe. Dann hing der Pod anfangs,
231 glaube ich, am Oberschenkel, und dann ist der auch immer mal wieder abgegangen
232 und den konnte er noch nicht alleine setzen. Und dann musste man ihn ja sogar ab-
233 holen lassen. Aber da waren die Kinder einfach auch sehr hilfsbereit oder haben ihn
234 bemuttert: Jetzt ist wieder was passiert. Frau M., wir brauchen Pflaster, um das noch-
235 mal fest zu kleben oder wie auch immer. Aber das war mir halt wichtig, dass wir da alle
236 drauf achten. Wir haben ja viel Gebüsch oder Häuschen auf dem Schulhof. Wenn mal
237 was ist, das hab ich den Kindern auch gesagt, also wenn ihr merkt, der Martin liegt
238 jetzt da, dann holt bitte so schnell ihr könnt eine Lehrkraft und lasst ihn nicht allein.
239 Man kann schnell jemand holen, das Gelände ist ja klein und überschaubar eigentlich.
240 Aber trotzdem hätte ja in einer Hecke oder in einem Häuschen was passieren können,
241 wo wir gerade nicht hingucken als Aufsicht.

242 00:20:27

243 *Interviewer:* Absolut. Ist denn mal irgendwas passiert? Das es eine akute Stoffwech-
244 selentgleisung gab?

245 00:20:34

246 *Probandin 4:* Nein, das haben wir Gott sei Dank gar nicht erlebt bzw. (lacht) das ist
247 falsch. Ich hatte ihn ja mit auf Klassenfahrt und wir waren eine Woche auf Norderney
248 und in einer Nacht war der Blutzucker so tief, dass ich ihn quasi spritzen musste, was
249 ich gar nicht gekonnt hätte mit dem Gerät und dem Einstellen und ich habe ihn auch
250 nicht wach gekriegt. Und dann bin ich das mit der Mutter am Telefon durchgegangen,
251 damit Insulin abgegeben wurde. Und da ging mir schon die Pumpe bzw. in den Nächte
252 hatte ich einfach Angst, dass ich den Alarm nicht höre. Wobei die Eltern bzw. die Mutter
253 als mein Ansprechpartner sagte: Sie werden das hören. Die anderen Kinder aus dem
254 Zimmer werden das hören, machen sich deswegen nicht verrückt. Die zweite Betreu-
255 ung, die ich mit hatte, die hat dann tatsächlich nachts das Piepen gehört, hat mich
256 dann wiederum geweckt. Ich bin dann ins Zimmer... und durch meine eigenen Kinder
257 zu Hause war ich halbwegs entspannt. Für mich war das kein Gräuel ihn mit auf Klas-
258 senfahrt zu nehmen. Wobei im zweiten Schuljahr, als das Ganze Thema wurde, habe

259 ich sofort gesagt: Herr L., ich hätte am liebsten eine männliche Begleitperson und
260 überlegen Sie bitte, ob sie nicht als Vater mitfahren, a) als männlichen Ansprechpart-
261 ner und b) für ihren Sohn und um mir Sicherheit zu geben und ihm auch. Aber der hat
262 ja, wie gesagt, ganz schnell gelernt, vieles selbst zu managen und zu erkennen. Und
263 dann war die Pumpe da, damit ging das ja auch schon alles wieder viel besser, wobei
264 er die ja auch immer wieder einstellen musste. Es war dann nicht so, dass der Vater
265 uns begleitet hat. Ich hatte meine Sekretärin mit als Aufsicht und das ging aber alles
266 problemlos. Dann kannte ich ihn ja auch schon mittlerweile anderthalb Jahre mit dieser
267 Krankheit. Und wir sind auf Klassenfahrt gefahren... Am Anfang der 4.

268 00:22:42
269 *Interviewer:* Als Sie das Kind nicht wach bekommen haben... Was haben Sie da ge-
270 dacht?

271 00:22:57
272 *Probandin 4:* Er war halt im Schlaf und hat mal "mmhh hhh" gemacht. Ich habe die
273 Mutter angerufen und gefragt: Was soll ich machen? Wobei die Mutter auf Norderney
274 war, im anderen Hotel und jederzeit hätte rüber kommen können. Aber wir haben es
275 dann am Telefon geregelt bekommen. Was mir viel größere Sorgen gemacht hat, dass
276 er schon auf der Hinfahrt im Zug ne komplette Packung Puffreis gegessen hat und
277 noch anderes... Der war total maßlos und hat dann immer gespritzt und hat wirklich
278 damit gespielt, sage ich mal, ohne sich selbst, seinen Körper und die Krankheit ernst
279 zu nehmen. Da habe ich gesagt: Wenn das nicht aufhört, dann weiß ich nicht, ob ich
280 die ganzen Tage mit dir hier oben aushalte. Das möchte ich nicht. Du weißt, wie es dir
281 geht und was ist und was eigentlich deine Regeln sind: alles in Maßen, aber nicht in
282 Massen. So nicht. Ich glaube, das kam dann an. Und damit war es halbwegs gut. Aber
283 das war halt auch immer Thema. Schon vor der Klassenfahrt, dass man zu Hause
284 hinter seinem Bett Süßigkeitenpapier findet. Ja, da frage ich mich, ob er den Ernst der
285 Lage nicht ganz so erkennt, guckt, wo er nicht beobachtet wird oder den Drang dazu
286 verspürt, Süßes zu essen oder gegen Regeln zu verstoßen. Das spielt in dem Alter
287 alles mit eine Rolle. Wobei die (aktuelle, A.M.) Klassenlehrerin mir gerade eben noch-
288 mal gesagt hat, was ich auch mitbekommen habe in diesem Schuljahr, jetzt, seit den
289 Sommerferien: Er hat ständig Unterzucker und schlaflose Nächte. Keine Ahnung, ob
290 das wirklich einfach nur schlecht eingestellt ist oder gar nicht gut eingestellt werden
291 kann, aus welchen Gründen auch immer...also, dass er nicht so gesammelt bei sich

292 sein kann, ist eigentlich klar...Schlaflose Nächte und dieses hoch und runter... Wer
293 weiß, wie der Körper das tatsächlich empfindet? Das ist schon ne Hausnummer.

294 00:25:03
295 *Interviewer:* Absolut. War das dann auch der Grund, warum er die 4. Klasse wieder-
296 holt?

297 00:25:10
298 *Probandin 4:* Ich würde eigentlich sagen nein, ich würde behaupten: Nein. Also ich
299 weiß nicht, was das alles mit ihm tatsächlich macht. Aber dadurch, dass ich ihn das
300 erste Schuljahr komplett hatte und eigentlich ohne (Diabetes, A.M.), aber, wie ich er-
301 klärt habe, ich weiß nicht, was da schon im Körper vor sich ging. Da wurde halt auch
302 leider zu wenig mitgeguckt, ob er das (die Aufgaben, A.M.) gut oder richtig macht. Und
303 ich alleine konnte hier nicht dafür kämpfen, dass er es gut und richtig macht und ich
304 hätte mir mehr Unterstützung gewünscht. Was schulischer Inhalt war, damit ich ihn
305 schon mitnehmen hätte können. In seinem Tempo, auf seine Art und Weise. Aber da
306 schien Schule nicht so wichtig zu sein. Und dass das mit Krankheit dann tatsächlich
307 so ist, verstehe ich. Dann war erst mal die Krankheit wichtig und wie es ihm geht.
308 Tatsächlich stand das im Vordergrund, und das musste es auch. Das ist ganz, ganz
309 wichtig. Aber auch in den Phasen, wo es ihm gut geht, hätte ich mir mehr Unterstüt-
310 zung gewünscht, mehr Ernsthaftigkeit, ihm zu signalisieren, was für ihn Schule bedeu-
311 tet und wie man dann auch Hausaufgaben unterschrieben abgeliefert bekommt.

312 00:26:25
313 *Interviewer:* Unterschrieben abgeliefert bekommt?

314 00:26:27
315 *Probandin 4:* Die Mutter musste mir ihr Kürzel drunter setzen, damit sie mit guckt, ob
316 er die Hausaufgaben macht und ob er sie richtig macht. Wenn da oben steht Nummer
317 eins, zwei und drei und es wird nur Nummer eins abgegeben... Oder in der Aufgaben-
318 stellung steht: Unterstreicht die Nomen und es sind keine Nomen unterstrichen und
319 man kann die Schrift nicht lesen und es sind 1000 Fehler drin...Da sehe ich das Ver-
320 schulden nicht bei der Krankheit.

321 00:26:46
322 *Interviewer:* Das machen Sie ja vermutlich auch nicht bei jedem...oder müssen die
323 Eltern immer die Hausaufgaben abzeichnen?

324   00:27:01

325   *Probandin 4:* Nein.

326   00:27:01

327   *Interviewer:* Damit haben Sie also versucht zu intervenieren?

328   00:27:07

329   *Probandin 4:* Jaja, genau. Der brauchte Unterstützung, der hatte viel, viel Spielzeug

330   mit, in jeder Lernphase sagte er: Ich möchte spielen. Das war halt einfach so, er hätte

331   ein bisschen mehr mit an die Hand genommen werden müssen.

332   00:27:22

333   *Interviewer:* Ich würde gern nochmal darauf zurückkommen, wie Sie sich mit dem

334   Thema Diabetes auseinandergesetzt haben. Kann man sagen, dass das über die Auf-

335   klärung durch die Schulung lief?

336   00:29:00

337   *Probandin 4:* Ja und Literatur. Aber ich muss auch sagen: Ich hatte vor 20 Jahren hier,

338   an dieser Schule, mit einer Freundin eine Klassenleitung. Sie war Diabetikerin, und ich

339   hatte einen Schüler mit Diabetes, und die zwei waren dann quasi immer ein Tandem.

340   Wir beide spritzen jetzt, wir beide messen jetzt und so weiter. Und dadurch habe ich

341   da schon viel mitbekommen, was mir einfach in Erinnerung geblieben ist. Das hat mir

342   auch geholfen, cool zu bleiben. Zu wissen: So viel passiert da nicht. Man muss halt

343   nur ständig gucken, ständig messen und dranbleiben und richtig achtsam mit sich um-

344   gehen. Das hat mir schon so ein bisschen Rückhalt gegeben. Nicht ganz neu auf dem

345   Gebiet zu sein, weil in meiner Familie habe ich es jetzt nicht. Ich glaube, die Dame

346   (von der Schulung, A.M.) hatte mir damals noch ein schönes Heft mitgegeben. Ich

347   habe es leider nicht hier. Ich glaube, ich habe es auch der Frau L. (Mutter, A.M.) dann

348   geschenkt. Das war wirklich gut zusammengefasst, wie man mit Kindern umgehen

349   kann oder was Diabetes in der Grundschule bedeuten kann.

350   00:30:48

351   *Interviewer:* Um es nochmal zu konkretisieren: Wie sicher haben Sie sich gefühlt im

352   Umgang mit Martin?

353   00:30:55

354   *Probandin 4:* Sehr sicher. Dadurch, dass ich mein Handy immer dabei hatte und immer

355   auf Vater oder Mutter zurückgreifen konnte. Dadurch schonmal die absolute

356 Sicherheit. Da war ja immer jemand, der mir Halt gegeben hat, sag ich mal. Aber wir
357 zwei wurden zum guten Tandem, denn ich konnte gut erkennen, von der Verfassung
358 her, wie es ihm geht. Und er wusste dann nachher auch: Du brauchst mir nicht kom-
359 men mit Unterzucker, ich krieg den Wert. Und dann wusste er auch: Der muss mit
360 Zahlen bei mir stehen oder mir das Display zeigen. Irgendwann hatten wir nämlich
361 auch die Phase, wo ich ihm die Zahlen nicht mehr glauben konnte. Das war leider auch
362 mal so. Da habe ich gesagt: Ohne das Gerät und ohne, dass du es bei mir piepsen
363 lässt, ... er hat mir dann nämlich manchmal einen alten Wert schnell aufgerufen ...
364 (lacht). Die Phasen hatten wir alle. Aber dadurch, dass ich ihn immer gut durchschauen
365 konnte, konnte ich mich schnell darauf einlassen. Klar, das hat meinen Alltag schon
366 auch durcheinander gebracht. Da waren nicht nur Hausaufgabenkontrolle und Ein-
367 stiegsfrage und jetzt die Arbeitsphase und so weiter, sondern immer zwischendurch
368 während der Erklärung: Hast du gemessen? Hast du gegessen? In der Frühstücks-
369 pause hab ich zum Beispiel nicht ganz gezielt geguckt, ob er sein Brot ganz gegessen
370 hat. Es kann halt passieren, dass er reingebissen hat, in dem Moment hab ich ein
371 Häkchen gemacht. Alles läuft gut. Und nachher hat ein Kind gerufen: Der Martin hat
372 sein Brot in den Mülleimer geschmissen, ...

373 00:32:26
374 *Interviewer:* Ah, dann hat er sie verschwinden lassen, damit es keiner merkt, dass er
375 nicht gegessen hat.

376 00:32:42
377 *Probandin 4:* Ja, und als das im Klassenreaum nicht mehr ging, waren die Brote drau-
378 ßen zu finden und so weiter.

379 00:32:46
380 *Interviewer:* Da wurde er erfinderisch. Das hat er mir in Ansätzen im Interview erzählt:
381 Ja, ich hab manchmal nicht so Hunger in der Pause und dann erinnern mich die Mit-
382 schüler daran, dass ich essen muss. Das hat er dann schon gesagt. Ich habe allerdings
383 nicht gefragt: Hast du mal Brote verschwinden lassen?

384 00:33:23
385 *Probandin 4:* Auf manche Sachen kommt man doch gar nicht, oder? Also, ich wäre
386 nicht darauf gekommen, die Frage zu stellen. Wenn die Kinder mir das nicht gesagt
387 hätten, dass das Brot im Mülleimer gelandet ist, ...

388 00:33:32

389 *Interviewer:* Stimmt (lacht)

390 00:33:33

391 *Probandin 4:* Die essen mit so einer Freude! Zumal, die haben ja betreutes Frühstück.
392 Ja, ich bin ja dann dabei. Und alle Kinder essen. Das war noch alles vor Corona. Dann
393 haben die auch getauscht wie die Irren. Das durfte Martin natürlich auch nicht, weil die
394 Mutter hat ihm sein Vollkornbrot mit seinem Belag drauf aufgeschrieben und so und
395 soviel Einheiten hat das, so viel musst du spritzen und so weiter. Aber je nachdem,
396 wenn wir Schulobst hatten, dann musste er überlegen, was er nehmen darf. Welche
397 Gurken durfte er in Massen essen? Bei Möhre musste man schon wieder vorsichtig
398 sein. Birne musste gespritzt werden. Oder wie auch immer ... Die einen waren zucker-
399 süß und reif und die anderen wieder nicht... Das hat er aber gut hingekriegt.

400 00:34:24

401 *Interviewer:* Können Sie da noch einen großen Unterschied sehen zwischen der zwei-
402 ten Klasse und der vierten zum Beispiel, wie er klargekommen ist?

403 00:34:34

404 *Probandin 4:* Ich hab ihn ja im Moment gar nicht mehr. In keiner einzigen Unterrichts-
405 phase, aber die jetzige Klassenlehrerin sagte mir, das zurzeit alles schwankend ist und
406 er fehlt auch viel. Aber klar, wenn er schlaflosen Nächte hat, was will er dann hier in
407 der Schule sitzen. Wie er selbst damit umgeht, ob er immer noch Brote verschwinden
408 lässt oder Süßigkeiten heimlich isst, das weiß ich nicht.

409 00:35:02

410 *Interviewer:* Was seine Selbstständigkeit im Umgang mit der Krankheit anbelangt...Ich
411 nenne es mal Diabetes Management: Das hat er schon selbst hinbekommen? Da
412 musste ihm irgendwann keiner mehr helfen?

413 00:35:19

414 *Probandin 4:* Das ging rasend schnell in ihn über, da hatte er einen super Automatis-
415 mus, dass der alles mit in die Turnhalle genommen hat, weil wir da ja auch immer noch
416 mal nach zehn Minuten Sport messen mussten. Oder auch im Schwimmbad. Der hat
417 das Päckchen nie vergessen und auch immer nach dem Duschen mir abgegeben.
418 Dann lag das in meiner Schwimmbadetasche. Da war er top zuverlässig. Was das jetzt

419 betraf, die Sachen mitzunehmen. Nur bei der Umsetzung, da hat er viel an sich aus-
420 probiert.

421 00:36:09
422 *Probandin 4:* Wir haben über den Sportunterricht bzw. Klassenfahrt, Klassenausflug ja
423 eben schon mal kurz gesprochen. Fällt Ihnen noch irgendwas dazu ein, dass noch
424 nicht zur Sprache kam?

425 00:37:27
426 *Probandin 4:* Wandertage... Das sind ja bei uns dann die Ausnahmen mit vielen Sü-
427 ßigkeiten für alle. Aber das hat er ja dann gespritzt, da war er ja schon wieder so weit.
428 Theaterfahrten oder solche Ausflüge...Wir hatten immer alles dabei und da war ge-
429 nauso der Blick auf ihn oder seine Brotdose oder seine Werte wie im Klassenraum. Da
430 fällt mir jetzt leider nichts zu ein.

431 00:37:55
432 *Interviewer:* Gab es denn im Vorhinein von der Klassenfahrt Diskussionen, ob er al-
433 leine mitfahren darf oder nicht? Weil Sie sagten ja, Sie hätten den Vater schon mal
434 angesprochen. Das war in der zweiten Klasse und dann ist ja schon ein bisschen Zeit
435 ins Land gegangen.

436 00:38:11
437 *Probandin 4:* Da wurde darauf hingearbeitet, dass er bis dahin so gut eingestellt ist
438 und die Pumpe hat und dass das alles halbwegs reibungslos läuft. Der Vater sagte
439 dann irgendwann, als es ans Eingemachte ging, er hat keinen Urlaub bekommen oder
440 er kann keinen nehmen. Dass die Mutter mitfährt war ganz kurzfristig, glaube ich. Das
441 war noch nicht lange geplant. Wir zwei hätten das auch alleine gemacht. Martin und
442 ich. Ich habe das Telefon ja immer bei mir und kann Tag und Nacht die Eltern erreichen
443 und sie ist dann aber aus Sicherheitsgründen oder auch zu ihrer Beruhigung mitgefah-
444 ren. Das war halt kurz vorher, dass sie sich da eine Unterkunft gesucht hat.

445 00:39:06
446 *Interviewer:* Ganz anderes Thema: Nachteilsausgleich. Das ist ja auch so ein Thema
447 im Hinblick auf Diabetes. Wie ist es hier so gelaufen? Zum Beispiel bei Klassenarbei-
448 ten?

449 00:39:29
450 *Probandin 4:* Weil ich die Frage gelesen habe, dachte ich: Oh, da hätten wir auch mal

451 Konferenz zu halten können. Das haben wir nicht gemacht. Aber ich habe schon immer
452 sehr nach seiner Verfassung geguckt. Und genau das habe ich auch gesagt, dass es
453 eine Frage ist für die jetzige Klassenlehrerin und da hatte ich vorgestern den Aufsatz
454 vorliegen, wo ich sagte: Wie kannst du denn die Note noch geben? Und sie sagte: Ja,
455 aber genau darum gehts mir auch. Wie es mir auch immer erging, dass ich sagte: Hier
456 drücke ich mal ein Auge zu. Der war wieder in der Vorbereitung nicht so oft da, hängt
457 manchmal einfach in den Seilen während des Unterrichts und so weiter. Damit kommt
458 er dann immer noch ein Stück weit gut weg. Aber es ist nicht tatsächlich fix geregelt,
459 dass wir gucken: Wie ist das, wenn er so viele Tage vorher fehlt oder wie soll man es
460 machen... Ich meine, wir differenzieren sowieso hier, dazu sind wir auch verpflichtet,
461 z.B. andere Zeiten geben oder Hilfestellung geben. Und so hatte er zum Beispiel in
462 dem Aufsatz, auch weil er beim Theaterspielen der Fabel nicht dabei war, hatte er
463 nochmal Bilder zusätzlich zur Unterstützung. Nichtsdestotrotz haben wir mit den Noten
464 versucht... eventuell wohlwollender zu sein. Aber dass wir das irgendwo wirklich fixiert
465 hätten oder mal mit allen diskutiert hätten, die da in der Klasse stecken, das haben wir
466 nicht gemacht. So haben wir es, glaube ich, noch gar nicht gesehen.

467 00:41:04

468 *Interviewer:* Mir geht es jetzt weniger darum, ob sich an einen Paragrafen gehalten
469 wird, sondern eher wie das in der Praxis gehandhabt wird.

470 00:41:39

471 *Probandin 4:* Ja, wobei Martin da so ein bisschen mit reinrutscht wie alle anderen Kin-
472 der. Ja, wir sind sehr wohlwollend, was die Motivation der Kinder betrifft und das Ler-
473 nen wollen, verstehen wollen. Insofern fällt bei uns nicht nach einer gewissen Zeit der
474 Hammer. Die Kinder, die mehr Zeit brauchen, die sollen diese Zeit auch kriegen, um
475 uns zu zeigen: Was hast du tatsächlich gelernt und verstanden? Das ist uns viel wich-
476 tiger, als die schlechte Note zu geben. Ich wünschte, es wäre überall so, und hier ist
477 es tatsächlich so, dass einfach geguckt wird, wie es dem Kind gerade geht und ob man
478 eventuell am nächsten Tag nochmal die gleiche Arbeit schreiben lässt oder weiter
479 schreiben lässt, weil es gerade mit Gedanken völlig beim kranken Hund ist. Das ist
480 einfach kindgemäß. Wir können das. Wir haben die Möglichkeit dazu. Das ist einfach
481 so und deswegen, würde ich sagen, da rutscht er in den kompletten Topf, wie hier
482 gearbeitet wird, mit allen Kindern, mit rein.

483   00:42:36

484   *Interviewer:* Ok. Fällt Ihnen noch etwas ein? Ist etwas offen geblieben?

485   00:44:03

486   *Probandin 4:* Ich habe natürlich unser ganzes Team vergessen, das fällt mir noch ein.

487   Er war natürlich in der Hausaufgabenbetreuung und Spielebetreuung. Die waren dann

488   auch mit dabei, bei der Konferenz. Damit auch nach dem Unterricht jeder Bescheid

489   wusste.

490   00:44:27

491   *Interviewer:* Was mir noch einfällt: Gab es denn Kolleginnen oder Kollegen, die Be-

492   denken hatten, dass sie in einer Notsituation kommen könnten mit dem Kind?

493   00:44:51

494   *Probandin 4:* Ich glaube, es gab die Aussage: Wenn was passiert, dann holen wir dich

495   (die Schulleiterin, A.M.), weil ich gesagt habe, ich habe da keine Scheu vor. Aber es

496   war echt gut, dass wir alle diesen Schwamm und diese Spritze hatten und mal auspro-

497   biert haben, was Sache ist oder wie es geht. Oder auch vorher wirklich gucken muss-

498   ten, wie man es aufzieht und die Luft rauslässt. Wir haben wirklich das Ganze nach-

499   gemacht und das gab schon Sicherheit, das irgendwo reindrücken zu müssen. Es war

500   halt immer so, dass ein bisschen auf mich zurückgegriffen wurde, wenn ich im Haus

501   war: Kannst du mal gucken. Martin hat Unterzucker, was soll ich machen? Was wür-

502   dest du ihm jetzt geben? Und so weiter. Und mit der Notsituation? Nee, ich glaube, da

503   wären wir alle bereit gewesen.

504   00:45:38

505   *Interviewer:* Super. Herzlichen Dank für das Gespräch!

Vorlage Erste-Hilfe-Schema Hypoglykämie [DDG 2018]

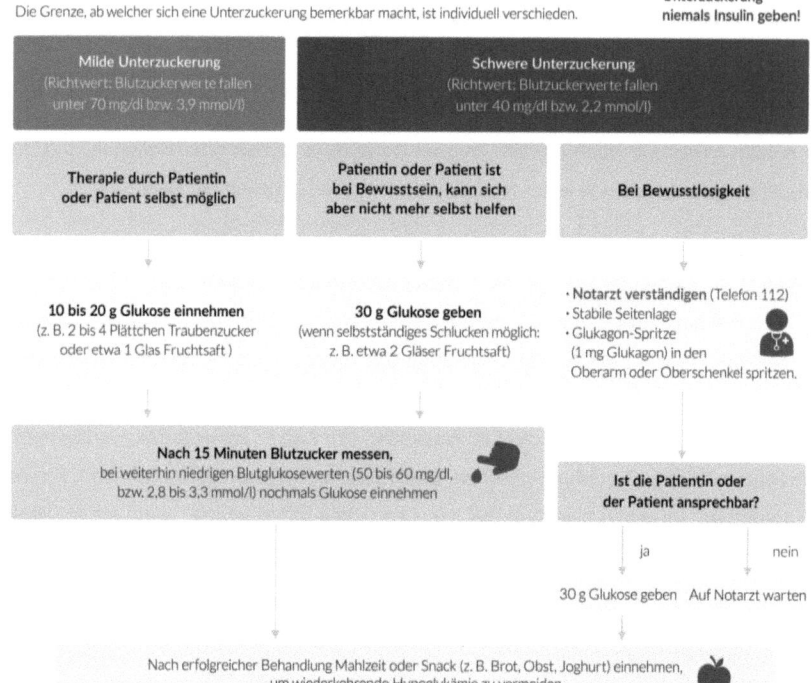

Erste-Hilfe-Schema bei Unterzuckerung (Hypoglykämie)

Mögliche Symptome:
Zittern, Schwitzen, Heißhunger, Unruhe. Blässe, Herzklopfen, Bewusstseinsstörungen

Die Grenze, ab welcher sich eine Unterzuckerung bemerkbar macht, ist individuell verschieden.

Bei Verdacht auf eine Unterzuckerung niemals Insulin geben!

| Milde Unterzuckerung (Richtwert: Blutzuckerwerte fallen unter 70 mg/dl bzw. 3,9 mmol/l) | Schwere Unterzuckerung (Richtwert: Blutzuckerwerte fallen unter 40 mg/dl bzw. 2,2 mmol/l) |

Therapie durch Patientin oder Patient selbst möglich

Patientin oder Patient ist bei Bewusstsein, kann sich aber nicht mehr selbst helfen

Bei Bewusstlosigkeit

10 bis 20 g Glukose einnehmen
(z. B. 2 bis 4 Plättchen Traubenzucker oder etwa 1 Glas Fruchtsaft)

30 g Glukose geben
(wenn selbstständiges Schlucken möglich: z. B. etwa 2 Gläser Fruchtsaft)

· Notarzt verständigen (Telefon 112)
· Stabile Seitenlage
· Glukagon-Spritze
(1 mg Glukagon) in den Oberarm oder Oberschenkel spritzen.

Nach 15 Minuten Blutzucker messen, bei weiterhin niedrigen Blutglukosewerten (50 bis 60 mg/dl, bzw. 2,8 bis 3,3 mmol/l) nochmals Glukose einnehmen

Ist die Patientin oder der Patient ansprechbar?

ja — nein

30 g Glukose geben — Auf Notarzt warten

Nach erfolgreicher Behandlung Mahlzeit oder Snack (z. B. Brot, Obst, Joghurt) einnehmen, um wiederkehrende Hypoglykämie zu vermeiden

© diabinfo.de

Quelle: Deutsche Diabetes Gesellschaft (DDG): S3-Leitlinie Therapie des Typ-1-Diabetes. 2. Auflage. 2018

Alternative Vorlage Handeln im Notfall [AGDP 2019]

Unterzuckerung mit Bewusstlosigkeit: Was müssen Sie in diesem Notfall tun?

Für den extrem seltenen Fall einer schweren Unterzuckerung mit Bewusstlosigkeit finden Sie hier die wichtigsten Handlungsanweisungen. Alle Betreuer eines Kindes mit Diabetes – auch alle Vertretungskräfte – müssen diese kennen.

Bitte Bild einkleben.

_____

hat Typ 1 Diabetes und wird mit Insulin behandelt.

Telefonnummern der Eltern:

Privat _____

Arbeit _____

Mobil _____

Wenn eine schwere Unterzuckerung mit Bewusstlosigkeit auftritt:

1. Stabile Seitenlage (wie nach Unfall)
2. Bei Bewusstlosigkeit keine feste oder flüssige Nahrung einflößen (Gefahr durch Verschlucken).

3. Notarzt rufen.

   ● Telefon: _____

   ● Diagnose: Diabetes

   ● Anlass: schwere Unterzuckerung

4. Ruhe bewahren und beim Kind bleiben. Der Notarzt kann dem Kind sicher und schnell helfen.

Andere Hilfsmaßnahmen, die mit den Eltern besprochen wurden:

_____

_____

_____

_____

Formular Therapieabsprache [AGDP 2019]

Therapieabsprache mit den Eltern

Einige Lehrerinnen und Lehrer sind auch bereit, das Kind bei seiner Behandlung weitergehend zu unterstützen. In diesem Fall ist es sinnvoll, genaue schriftliche Absprachen zu treffen. Der folgende Vordruck ist Ihnen dabei behilflich.

Unser Kind _____ misst seinen Blutzucker selbst, es kann das Ergebnis jedoch noch nicht selbst einordnen. Ihre Hilfe ist dabei erforderlich.

Vor dem zweiten Frühstück um ca. _____ Uhr sollte der Blutzucker gemessen werden.
Vor dem Mittagessen um ca. _____ Uhr sollte der Blutzucker gemessen werden.

Maßnahmen abhängig vom Messergebnis:

Wenn Blutzucker...		dann...
unter _____	*	zusätzlich _____ Plättchen Traubenzucker essen
zwischen _____	*	zusätzlich _____ Plättchen Traubenzucker essen
zwischen _____	*	normal essen
zwischen _____	*	weniger essen:
über _____	*	**Eltern anrufen!** Telefon: _____

Vor sportlicher Betätigung oder intensiver Bewegung sollte der Blutzucker gemessen werden.

Maßnahmen abhängig vom Messergebnis:

Wenn Blutzucker...		dann...
von _____	*	zusätzlich _____ Plättchen Traubenzucker oder andere Kohlenhydrate essen
unter _____	*	zusätzlich _____ Plättchen Traubenzucker oder andere Kohlenhydrate essen

* Tragen Sie hier die Werte ein, die für Ihr Kind gelten.

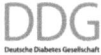
DDG
Deutsche Diabetes Gesellschaft

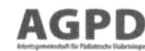
AGPD
Arbeitsgemeinschaft für Pädiatrische Diabetologie

Mit freundlicher
Unterstützung von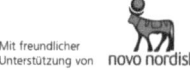
novo nordisk

WHO- 5-Fragebogen [Kulzer 2013]

Fragebogen: WHO-5-Fragebogen zum Wohlbefinden

Während der letzten zwei Wochen…	die ganze Zeit	meistens	mehr als die Hälfte der Zeit	weniger als die Hälfte der Zeit	manchmal	zu keiner Zeit	Punkte
fühlte ich mich fröhlich und gut gelaunt	5	4	3	2	1	0	
fühlte ich mich ruhig und entspannt	5	4	3	2	1	0	
fühlte ich mich aktiv und vital	5	4	3	2	1	0	
fühlte ich mich beim Aufwachen frisch und ausgeruht	5	4	3	2	1	0	
erlebte ich täglich eine Fülle von Dingen, die mich interessieren	5	4	3	2	1	0	
Gesamt							

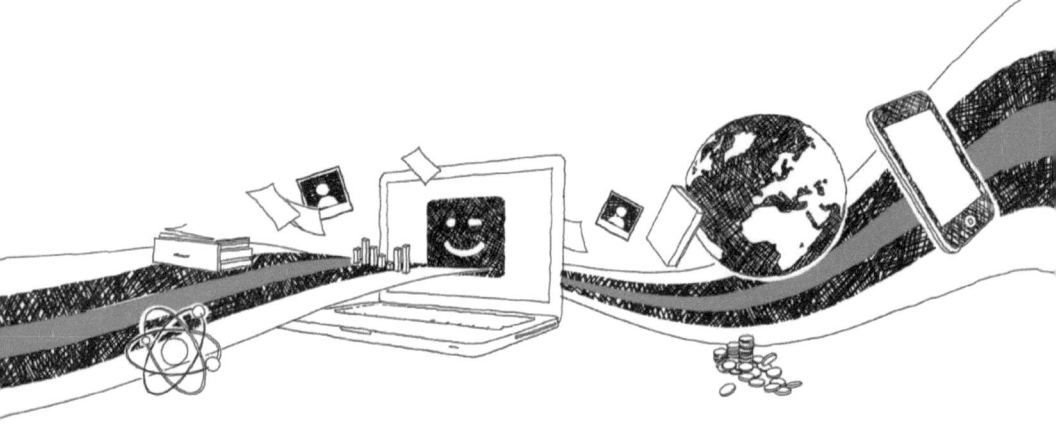
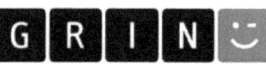